Menschsein im Sterben

Menschsein im Sterben

Christoph Riedel

Programmbereich Gesundheitsberufe

Christoph Riedel

Menschsein im Sterben

Menschenbild, Würde und Logotherapie in der Palliative Care

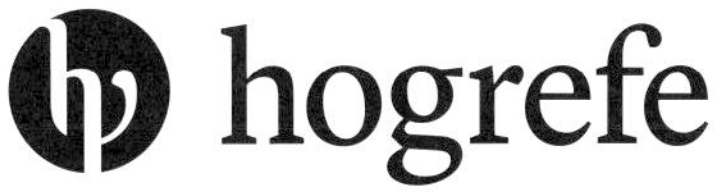

Christoph Riedel, Dr. phil., Dipl. Theol., M.A., Heilpraktiker für Psychotherapie

Bibliografische Information der Deutschen Nationalbibliothek
Die Deutsche Nationalbibliothek verzeichnet diese Publikation in der Deutschen Nationalbibliografie; detaillierte bibliografische Daten sind im Internet über http://www.dnb.de abrufbar.

Anregungen und Zuschriften bitte an:
Hogrefe AG
Lektorat Gesundheitsberufe
z.Hd.: Barbara Müller
Länggass-Strasse 76
3012 Bern
Schweiz
Tel: +41 31 300 45 00
info@hogrefe.ch
www.hogrefe.ch

Lektorat: Barbara Müller
Herstellung: Daniel Berger
Umschlagabbildung: Xesai, GettyImages.com
Umschlag: Daniel Berger
Satz: punktgenau GmbH, Bühl
Druck und buchbinderische Verarbeitung: Finidr s.r.o., Český Těšín
Printed in Czech Republic

1. Auflage 2024

(E-Book-ISBN_PDF 978-3-456-96326-6)
(E-Book-ISBN_EPUB 978-3-456-76326-2)
ISBN 978-3-456-86326-9
https://doi.org/10.1024/86326-000

Inhaltsverzeichnis

Danksagung

In dankbarer Erinnerung
an meinen lebenslangen väterlichen Freund, meinen Onkel
Arthur Riedel
und an die Initiatoren der Logotherapie in Südtirol/It
Johann Tscholl
Josef Wierer

Vorwort

Oft werde ich in Seminaren, Weiterbildungskursen oder nach Vorträgen im Themenfeld Hospizarbeit gefragt, ob es nicht eine Darstellung zu den hospizlichen Grundbegriffen und der Haltung in der Hospizarbeit gibt. 2021 lud mich die Hospizbewegung der Caritas in der Diözese Brixen-Bozen/It dazu ein, einen viertägigen Workshop zum Thema „Logotherapie in der Hospizarbeit" zu gestalten. In den engagierten Diskussionen, für die ich mich bei den Koordinatorinnen der Hospizbewegung in Südtirol herzlich bedanke, entstand die Idee zum vorliegenden Buch „Mensch sein im Sterben". Im Prozess des Workshops erarbeiteten wir einige Kernbegriffe der Hospizarbeit aus der Sicht der Logotherapie. Die Arbeitspapiere, Handouts und Dokumentationen zu diesem inspirierenden Workshop sind in das Manuskript eingeflossen. So entstand die Melange von Begriffsarbeit, Praxisreflexion und Anwendungshinweisen, die dieses Buch ausmacht. Fachliche Grundbegriffe und menschliche Kernerfahrungen der hospizlichen Umsorge und Begleitungsarbeit werden in engem Bezug zur Anthropologie entwickelt, die Frankl seiner Logotherapie zugrunde legte. Folglich musste ich mit zwei Textsorten arbeiten, der psychologisch-phänomenologischen Beschreibung des Sterbens und der philosophisch-reflektierenden Systematik der sich dabei ergebenden Annahmen und Begriffe. Zu den deskriptiven Beiträgen gehören theoretische Erwägungen, Fallvignetten, Merksätze und Praxistipps. In der „Zwischenbetrachtung" und der „Philosophischen Schlussbetrachtung" fasste ich den theoretischen Ertrag aus der Beschreibungsarbeit systematisch und philosophisch-psychologisch zusammen. Dies entspricht auch meiner persönlichen Verbindung von psychologisch-philosophischer Forschung und der fachlichen Reflexion der Praxiserfahrungen in der Hospizarbeit.

Es freut mich sehr, dass der Hogrefe-Verlag dieses Buch in sein Programm aufgenommen hat. Herzlich bedanke ich mich bei Herrn Georg Jürgen, der sich zu-

erst im Verlag für mein Manuskript einsetzte, und bei Frau Barbara Müller, die mich während der Finalisierungsarbeiten geduldig und mit präzisen Informationen begleitete. So kann dieses Buch jetzt erscheinen. Es versucht in den logotherapeutischen Reflexionen und Begriffen dem eine Sprache zu geben, was viele erleben, die sterbende Menschen palliativ und hospizlich umsorgen. Ich selbst durfte über viele Jahre in der psychotherapeutischen und philosophischen Arbeit mit sterbenden Menschen und Trauernden erfahren, wie vielfältig, individuell und gemeinschaftlich Menschsein im Sterben sein kann. Eine Erfahrung, die meine Einstellung zu einigen Themen meines Lebens erheblich beeinflusste.
Neuburg a. D. Donau, im November 2023
Christoph Riedel

Hinweis zur gendergerechten Sprache: Es sind auch bei Nennung nur eines grammatikalischen Geschlechtes immer alle Geschlechtszugehörigkeiten angesprochen.

1 Einleitende Überlegungen: Grundfragen, Inhalt und Absicht des Buches

Sterben ist ein Lebensakt. Das ist ein Grundsatz jeder sinnvollen Hospizarbeit. Den Mittelpunkt der Hospizarbeit bildet das „sorgende Dasein" oder die „Umsorge" um den sterbenden Menschen und seine An- und Zugehörigen. Betroffene und Beteiligte wissen mehr oder weniger deutlich: der letzte Lebensabschnitt ist angebrochen. Ich nenne ihn „letztes Leben" (Riedel, 2017a, S. 18). Denn für Sterbende gehört der Lebensabschnitt, der gerade zu leben ist, zum persönlichen Leben als Individuen. In der Palliative Care und der Hospizarbeit wird deshalb auf die Autonomie und Selbstbestimmtheit in diesem Leben geachtet. Zugleich erscheint es, wenn es durch schwere Krankheit beeinträchtigt ist, als ein in vieler Hinsicht abhängiges Leben. Die Lebensmittel nehmen ab, die Pflegemittel nehmen zu. Dennoch: die Führungsaufgabe für das persönliche Leben bleibt. Sie gehört bis zum letzten Atemzug zum Lebenden. Wir Menschen nehmen bis zum Ende des Lebens Stellung, entscheiden, halten Bindungen aktiv aufrecht, ziehen Grenzen. Frankl, ein Wiener Psychiater und Psychotherapeut (1905–1997), bringt das auf den Punkt: „Der Mensch ist das Wesen, das immer entscheidet, was es ist." (Frankl, 1991a, S. 139)

1.1 Leben führen und entscheiden

Aus dieser Bestimmung des Menschen als entscheidendem Wesen lässt sich eine lebenswichtige Folge ableiten: Wer jemand im letzten Leben ist, hängt von seinen Entscheidungen ab, davon, wie er sein Leben jetzt gerade führt. Er kann über das grübeln, was alles nicht mehr ist oder sein wird. In solchen Grübelkreisläufen stellt sich leicht eine defizitäre Sichtweise des Lebens ein. Sie ist von Zweifeln, Niedergeschlagenheit und Verzweiflung geprägt. Das Leben scheint dem Menschen allzu viel schuldig geblieben zu sein. Im Vergleich zum Soll der Lebensansprüche ist sein Haben sehr klein. Psychotherapeutisch formuliert: die Frustration über die verpassten Chancen, über die eigenen Versäumnisse, über den Mangel an Glück ist erheblich. Frustrierte Menschen neigen zu Ärger und Wut. In der wütenden Klage machen sie andere Menschen, die Gesellschaft, den Staat oder auch das Schicksal und Gott für die Enttäuschungen verantwortlich. Sie übersehen dabei die Möglichkeit, im gegenwärtigen Leben auch anders entscheiden zu können und sich das Leben zu gönnen.

Eine andere Variante der Frustration richtet sich auf den Menschen selbst: er lebt in dauerndem Ärger, in Hader mit sich selbst. Er macht sich selbst für die Enttäuschungen verantwortlich und verweigert sich dem Leben, das ihm als Raum der Möglichkeiten offensteht, solange er lebt. Der Mensch, so formulierte es Frankl, ist das Wesen, das immer entscheidet, was es ist. Er kann immer auch anders als grübeln, zweifeln, hadern und wüten. Er kann sein Leben im Rahmen der verbliebenen Möglichkeiten führen. Führung besteht in Orientierung, Bewertung, Entscheidung und Handeln.

Was es heißt, das letzte Leben zu führen, wird an den für viele Sterbende quälenden Hilflosigkeitsgefühlen deutlich. Fragen wir uns: Woran kann eine Sterbende, ein Sterbender sich halten, wenn ihn Schmerzen, Übelkeit, schlechter Schlaf, Einschränkungen der Mobilität, Nebenwirkungen von Medikamenten und Behandlungen, Alleine sein und Angst quälen? Was oder wer gibt ihr, gibt ihm in der rundum als bedrohlich empfundenen Lage Orientierung? Vielleicht ist es die Hospizbegleiterin, der Hospizbegleiter, die ihn immer wieder besuchen, geduldig zuhören, die mit dem sterbenden Menschen sprechen und schweigen. Vielleicht ist es jemand aus dem Kreis der Angehörigen und Bekannten. Vielleicht ist es jemand aus dem umsorgenden Team. Vielleicht können einzelne Sterbende auch keinem vertrauen und mögen sich niemandem anvertrauen, der um sie herum ist.

Wie bewertet jemand im Blick auf den bevorstehenden Tod seine Lage? Es gibt viele wirksame Unterstützungsangebote für Menschen, die sterben: ambulante hospizliche und palliative Umsorge, Palliativstationen, Tages- und Nachthospize, stationäre Hospize. Es gibt ambulante Pflegedienste, und stationäre Pflegeeinrichtungen, organisierte Nachbarschaftshilfe. Auch wenn die Umsorge, die Versorgung und Pflege nicht in jedem Fall optimal gelingen, dennoch leben Menschen im letzten Leben in einer Umgebung, in der es eine ausgeprägte, institutionalisierte Sorgestruktur gibt. Ist der Sterbende wirklich hilf-los, das heißt: ohne jede Hilfe? Vielleicht informieren sich Betroffene und Beteiligte zu wenig über die vorhandenen Möglichkeiten, sehen Unterstützungs-, Versorgungs- und Umsorgeangebote eher skeptisch oder lehnen sie ab? So nehmen die Gefühle der Hilflosigkeit im letzten Leben überhand.

Die Gründe für das Gefühl der Hilflosigkeit können vielfältig sein. Einer besteht darin, dass es Sterbenden selbst zuweilen schwerfällt, die persönliche Hilfs-Bedürftigkeit wahrzunehmen, anzuerkennen, auszudrücken. Das bedeutet, es ist schwierig für Betroffene, die Führung in der Lebenslage schwerer Erkrankung oder hohen Alters, so gut es geht, zu ergreifen. Führung heißt, die persönliche Verantwortlichkeit für das letzte Leben erkennen, in Freiheit wahrzunehmen und sich entscheiden. Weil sterbende Menschen vieles nicht mehr selber leisten können, legen sich Bündnisse mit Menschen nahe, die klären helfen, was gerade not tut, was gebraucht wird. Der Perspektivenwechsel von der Hilflosigkeit zur Hilfsbedürftigkeit verändert die Sicht auf die Möglichkeiten und die Gefühle im letzten Leben. Durch die Akzeptanz von Hilfe, Versorgung und Umsorge wird der Sterbende zum Gestalter des letzten Lebens. Er entscheidet dann aktiv, wer er ist, und lässt nicht die Lage und andere Menschen über sich und sein Leben entscheiden. Es ist deshalb wichtig zu erfragen, wie bereit jemand im letzten Leben ist oder – im Trauerfall – war, sich helfen zu lassen. Wie gut gelingt oder gelang es jemandem, die individuellen Grenzen anzuerkennen und bestimmte Aufgaben anderen Menschen anzuvertrauen und zu überlassen? Hat der Betroffene eine ausgeprägte oder eine eingeschränkte Gestalterhaltung?

Das letzte Leben fordert Entscheidungen. Wie sterbende Menschen mit ihrer Lage, mit sich selbst, mit anderen Menschen umgehen, ist ihre persönliche Entscheidung. Wer sich nicht zu entscheiden scheint, weil er eher auf die Umstände reagiert, hat auch entschieden. Er will sich eben nicht *proaktiv*, sondern eher *reaktiv* in seiner Situation verhalten. Die Führung über immer mehr Lebensbereiche wird er dann abgeben und sich mitnehmen lassen. Für alle, die Sterbende umsorgen, ist es wichtig, über ein Wissen zu Sterbevorgängen und deren Wirkung auf den Betroffenen zu verfügen. Wichtiger erscheint es, die Lebensthemen sterbender Menschen im Grundsatz, anthropologisch, zu verstehen. Verstehen ist die Grundlage angemessener Kommunikation. Kommunikation ist ein wichtiges Mittel palliativer Behandlung und hospizlicher, pflegender Sorge.

Die erweiterte S3-Leitlinie: *Palliativmedizin bei nicht-heilbaren Krebserkrankungen* (Leitlinienprogramm Onkologie der Arbeitsgemeinschaft der Wissenschaftlichen Medizinischen Fachgesellschaften e.V. (AWMF), Deutschen Krebsgesellschaft e.V. (DKG) und Deutschen Krebshilfe (DKH), 2020a) verweist im Kontext der nicht-pharmakologischen Angstbehandlung bei Sterbenden auf die existenzielle Kommunikation. Sie gründet u.a. auf dem Prozess- und Strukturmodell der Existenzanalyse/Logotherapie. Ausdrücklich werden die vier Grundmotivationen des Strukturmodells, das Können, Mögen, Dürfen und Sollen, in der Fassung von Längle und Bürgi (2014) zitiert. Sie unterstützen in der Kommunikation mit Patientinnen und Patienten dabei, „die aktuelle Lebenssituation zu begreifen und in den gegenwärtigen Lebenskontext“, das Sterben, zu integrieren (Leitlinienprogramm Onkologie der Arbeitsgemeinschaft der Wissenschaftlichen Medizinischen Fachgesellschaften e. V. (AWMF), Deutschen Krebsgesellschaft e. V. (DKG) und Deutschen Krebshilfe (DKH), 2020a, S. 368). Insofern greift der Gedankengang dieses Buches ein Bedürfnis der Palliativmedizin auf und vertieft es durch die Darstellung der logotherapeutischen Anthropologie.

Derartige konkrete Verweise fehlen in anderen offiziellen Verlautbarungen wie der *Charta zur Betreuung schwersterkrankter und sterbender Menschen* (Deutsche Gesellschaft für Palliativmedizin e.V. Deutscher Hospiz- und Palliativverband e.V. & Bundesärztekammer, 2020) oder der Rahmenempfehlung *Qualifizierte Vorbereitung Ehrenamtlicher in der Sterbebegleitung* (Deutscher Hospiz- und Palliativverband, 2021) weitestgehend. Generell ist ein erhebliches Theoriedefizit zu beobachten, was die Grundbegriffe und Grundlagen der Hospizarbeit betrifft. Leitende Begriffe in der palliativen und Hospizarbeit wie Würde, Selbstbestimmung, Autonomie, Freiheit und Verantwortlichkeit, Sinn, Wertschätzung werden pragmatisch angewendet, ohne in ihrem anthropologischen Hintergrund systematisch reflektiert und wissenschaftlich dargestellt zu sein. Dies versucht das vorliegende Buch zu verändern.

Es geht der Frage der Grundzüge des Menschseins und der Lebens- und Selbstführung im letzten Leben nach. Die Gedankenführung dazu lässt sich dabei von der Anthropologie der Existenzanalyse und Logotherapie, einer sinnorientierten Ergänzung der Psychotherapie, leiten. Die Logotherapie ist als ein psychotherapeutisches Konzept gedacht, das Frankl auf einer überwiegend phänomenologisch begründeten und personal entfalteten Anthropologie aufbaute (Riedel et al., 2015). Frankl ging von der anthropologischen Reflexion der Bedingungen für das gesunde, lebenskräftige Menschsein aus, um daraus Strategien für die psychologische Therapie psychischer Störungen zu entwickeln. Dabei entwirft Frankl das Konzept der Person des Menschen als Grundlage für Sinnfindung und Werteorientierung in Freiheit und Verantwortlichkeit. Die individuelle Sterblichkeit als Erfahrung der Vergänglichkeit und Begrenztheit des Lebens ist darin als eine strukturelle Bedingung für den Sinngedanken erschlossen (Frankl, 2007). Insofern eignet sich die logotherapeutische Anthropologie hervorragend, um die leitenden Menschenbildannahmen in der palliativen und hospizlichen Arbeit inhaltlich greifbar darzustellen.

Die Logotherapie wird im vorliegenden Text also nicht in ihrer psychotherapeutischen Kompetenz und Praxis dargestellt. Vielmehr geht es darum, Logotherapie als „angewandte Anthropologie“ (Böschemeyer, 1997, S. 10) für die Reflexion tragender Begriffe in der palliativen und Hospizarbeit zu erarbeiten. Dies dürfte sowohl Fachleuten in Pflege und Therapie wie auch ehrenamtlich Begleitenden die kommunikative Begegnung mit Sterbenden und die Sicht auf deren existenzielle Themen erleichtern. Die anthropologischen Grundlagen der vielzitierten hospizlichen Haltung wie auch des „Sterbewissens" (Schuchter et al., 2018, S. 8 ff.) werden so auf philosophische Weise wissenschaftlich greifbar.

1.2 Menschsein im Sterben verstehen

Nach diesen einleitenden Überlegungen in diesem Kapitel wende ich mich im *zweiten* Kapitel des Buches Viktor E. Frankl zu, auf den die Logotherapie zurückgeht. Das *dritte* Kapitel fragt: *Wer ist der Mensch?* In der Entfaltung der wichtigsten Menschenbildannahmen der Existenzanalyse und Logotherapie wird die Lebensführung des Menschen umrissen. Die Bedeutung von Sinn und Werten, von Freiheit und Verantwortlichkeit, von Gestaltungsbereitschaft zeigen das Leben als Aufgabe, die sich im Sterben in eigentümlicher Form stellt. Das *vierte* Kapitel beschäftigt sich mit der Gestaltung der Persönlichkeit und des Lebens im Blick auf die eigene Vergänglichkeit und den persönlichen Tod. Ich frage: *Wer will der Einzelne sein?* Jeder Mensch gestaltet sich selbst zur Persönlichkeit. Sein Selbstbild ergibt sich im Prozess der Selbst- und Lebensführung. Der Mensch erlebt sich in der Zeit und erfährt damit die Vergänglichkeit der Zeit. In logotherapeutischer Diktion hängen Zeit und Leben im Herkunfts-, Zustands- und Zukunftsbild des Menschen zusammen. In seinem „Wertbild" (Frankl) sieht der Einzelne sich in der Perspektive dessen, wer er sein könnte. Gerade die Wertbildperspektive öffnet das letzte Leben für die Selbstgestaltung des Sterbenden. Aus dieser Sichtweise verdichtet das *fünfte* Kapitel im Begriff der Souveränität die Lebensführung in Würde. *Worin besteht die Würde des Einzelnen?* Souveränität ist umfassender als die in der Hospiz- und Palliativszene apostrophierte „Selbstbestimmung" und etwas anderes als Autonomie (Selbstgesetzgebung). Im Begriff der Souveränität wird die Person greifbar, die jeder Mensch für sich und andere ist. Jenem wird dabei auch das Lebensrisiko bewusst, das sich in den Krisen und der Sterblichkeit, im Erleben der Begrenztheit des Lebens ausdrückt. Der Krisenanfälligkeit des Lebens, vor allem durch Leid und Tod gehe ich im *sechsten* Kapitel nach. Die Fragestellung dafür heißt: *Worin erlebt sich der Einzelne infrage gestellt?* Lebensunterbrechungen sind nicht vermeidbar. Sie fordern uns in unserer Einstellungsbereitschaft und Einstellungsfähigkeit heraus. In ihnen bewähren wir die persönliche Würde oder finden zu ihr zurück. *Wie kann dann der Einzelne sich zum verfehlten Leben verhalten?* Diese

Frage nach der Schuld und den Schuldgefühlen, die Sterbende oft quälen, wird im *siebten* Kapitel entfaltet. Häufig treten sie auch in der Trauer Sterbender und der Angehörigen auf. Die Trauer ist der Prozess, indem Menschen einen Wertverlust verarbeiten.

In einer *Zwischenbetrachtung (Kapitel 8)* werden die Ergebnisse der vorangegangenen sechs inhaltlichen Abschnitte systematisiert.

Das *neunte* Kapitel greift in der Perspektive der Begleitungsarbeit die Frage auf: *Wie lässt sich das letzte Leben begleiten?* Erfahrungen mit Menschen können das persönliche Leben motivieren oder blockieren. Deshalb ist die wertschätzende Begegnung zwischen Begleitenden und Sterbenden eine Grundbedingung, auch für die gelingende Kommunikation des „Dichten Gespräches“ (Böschemeyer). Die Frage nach dem, wie das Leben zu bewerten ist und was vom Leben bleibt, stellt sich immer wieder. Dabei können religiöse Überzeugungen und spirituelle Vorstellungen sterbende Menschen leiten. In der *Philosophischen Schlussbetrachtung* des *zehnten* Kapitels greife ich noch einmal die Gedanken der Souveränität und der Würde auf. Wie im ganzen Leben so hängt es auch im letzten Leben vom Einzelnen selbst ab, welche Wirkung er in seiner Lebenszeit, in den sozialen Kontexten und an seinen Lebensorten entfaltet. *Wie kann Anthropologie das Sterbewissen, die Reflexion und Kommunikation in der Sterbesituation wirksam unterstützen?* In der Philosophie ist Anthropologie ein strittiger Fall. Dennoch stellt sie einen sehr produktiven Forschungsbereich innerhalb der Philosophie des 20. Jahrhunderts dar. Die Themen Sterblichkeit und Tod führen auch in der anthropologischen Reflexion eher ein Schattendasein. Was dazu vorliegt, ist jedoch für die Hospizarbeit und deren Selbstverständnis hochbedeutsam. Anthropologie bietet sich als philosophische Form der Selbsterhellung der Grundlagen des Menschen-, Lebens- und Sterbewissens für die Hospizarbeit dar. Dies wird am derzeit strittigsten Thema innerhalb der Palliative Care und der Hospizarbeit verdeutlicht, dem Assistierten Suizid, der in der Perspektive der Begriffe Würde und Souveränität reflektiert wird.

In allen Kapiteln ist der Praxisbezug anhand kommentierter Fallbesprechungen aus meiner Praxis und der psychotherapeutischen Arbeit in einem Stationären Hospiz eingearbeitet. Dabei habe ich vor allem professionell in der palliativen Versorgung Arbeitende, die ehrenamtlichen Hospizbegleiterinnen und Hospizbegleiter, aber auch interessierte, das Sterben miterlebende An- und Zugehörige im Blick. Beispiele erleichtern im Sinn des psychosozialen Dreischritts erstens die Wahrnehmung dessen, was den Sterbenden gerade bewegt. Bedachte Wahrnehmung führt zweitens zu Überlegungen dazu, was die Wahrnehmung bedeuten kann. Den Sterbenden in seiner Persönlichkeit und seiner Lebensführung erkennen, heißt, sich selbst zu fragen: Wie kann ich ihn gut begleiten? Deshalb finden sich drittens für das begleitende Handeln zahlreiche Anregungen, zuweilen an Beispielen verdeutlicht.

1.3 Angewandte Anthropologie in der Palliative Care

Dieses Buch beabsichtigt zweierlei. Zum einen setzt es ein Thema, das in der Hospizarbeit kaum bewusst ist: den Zusammenhang von Lebensführung und Menschenbild. Zwar wird, seit es moderne Hospizarbeit gibt, also seit etwa 1960, viel von palliativer Haltung und Würde des Menschen gesprochen. Wer der Mensch ist, wie er sein Leben führt und gestaltet, Fragestellungen der modernen Anthropologie, werden kaum thematisiert. Insofern bleiben der Begriff der Würde abstrakt und Betroffene doch vorwiegend Symptomträger des Sterbens. Die Biografiearbeit im hospizlichen Kontext erschöpft sich zu oft in einer Auflistung bestimmter Eigenheiten und Eigenschaften. Aus ihr wird zweckdienliches pflegerisches Verhalten abgeleitet. Die ehrenamtliche Hospizarbeit pendelt nicht selten zwischen unterstützendem Verhalten und Mitleid. Die Betroffene als Person samt ihrer Persönlichkeit, in ihrer Lebenswelt und ihren Erzählungen wird unter dem Aspekt des Empfängers von Hilfe und Zuwendung wahrgenommen. Der Sterbende wird zu wenig als der gesehen, der sein Leben führt. Die Führungsaufgabe und die damit verbundenen Anstrengungen, Erfolge und Enttäuschungen entgehen dann dem hospizlichen Blick.

Zum anderen ermutigt die Perspektive des Buches zur offenen, vorurteilsfreien existenziellen Begegnung mit Sterbenden. Jeder, der privat, ehrenamtlich oder beruflich mit der Situation sterbender Menschen befasst ist, findet hierzu Anregungen aus der Sicht einer „angewandten Anthropologie“, wie sie die Existenzanalyse und Logotherapie Frankls darstellt. Jene schärft die Wahrnehmung des Menschen im letzten Leben, wie er für sich selbst ist und sein will. Sie vergegenwärtigt ihn in seiner Lebensführung. Sie öffnet für die mitfühlende (nicht mitleidende!) Umsorge, die vorwiegend ein Ziel hat, den Sterbenden in seiner würdevollen Lebensführung behutsam und wirksam bis zum letzten Atemzug zu unterstützen.

Die angewandte Anthropologie, die die nachfolgenden Gedanken leitet, macht deutlich, wie alle am Sterben eines Menschen Beteiligten an ihrer Selbstführung arbeiten können, um die begleiteten Menschen mitfühlend und voller Respekt für deren individuelle (nicht abstrakte!) Würde zu umsorgen. Auf der Grundlage der Existenzanalyse und Logotherapie wird hier operationalisiert, was als hospizliche und palliative Haltung gilt.

2 Viktor Frankl: Logotherapie, Psychotherapie, Philosophie

Die Existenzanalyse und Logotherapie des Psychiaters, Psychotherapeuten und Philosophen Viktor E. Frankl (1905–1997) wurde die „Dritte Wiener Schule der Psychotherapie" genannt. Frankl ist nicht nur Zeitgenosse, sondern auch Schüler und Kollege zweier bedeutender Wiener Psychiater: Sigmund Freud (1856–1939) und Alfred Adler (1870–1937). Er entwickelt früh ein kritisches Verhältnis zur Psychoanalyse Freuds und zur Individualpsychologie A. Adlers, bei dem er die psychotherapeutische Ausbildung macht. An der Psychoanalyse kritisiert Frankl den „Willen zur Lust" (Frankl, 2010, S. 265), an der Individualpsychologie den „Willen zur Macht" (Frankl, 2010, S. 266) als Verkürzungen dessen, was der Mensch ist. Darüber hinaus seien beide Therapieformen Frankl zufolge zu sehr auf Erkrankungsmodelle und Symptomatik fokussiert. Die Therapie habe folglich etwas Mechanisches, weil sie den Menschen weniger als agierendes, sondern mehr als reagierendes Wesen sehe.

2.1 Ausgangspunkt der Logotherapie Frankls

Frankl beschrieb Menschsein anders. In der Logotherapie wird das Leben, die Krise, das Störungsbild nicht allein aus den biografischen Ursachen und Determinanten heraus, auch nicht vorwiegend von Entwicklung und Lebensziel her verstanden (Riedel et al., 2015). Frankl verbindet folgerichtig im Menschenbild der Logotherapie die kognitive mit der existenziellen Perspektive: „Ich-Sein heißt Bewußt-Sein und Verantwortlich-Sein." (Frankl, 2010, S. 16). Zugespitzt formuliert beruht die Anthropologie Frankls auf der These: Die Haltung des Menschen begründet sein Verhalten. Darauf baut Frankl sein therapeutisches Konzept auf: Er geht von der Untersuchung der Existenz des Menschen und den Lebensbedingungen aus (Existenzanalyse). Die erste Frage ist: Wie gelingt dem konkreten Menschen sein Menschsein? In der zweiten Frage geht es um die Veränderungen, die Krisen auslösen können. Wie bewältigt der Einzelne erfolgreich Krisensituationen? Erst die dritte Frage nimmt die psychischen Störungen in den Blick: Wie verändert sich das Menschsein durch psychische Erkrankungen? Welche psychotherapeutischen Strategien und psychiatrischen Behandlungen unterstützen den Menschen dabei, wieder lebensfähig zu werden? Ziel therapeutischer Maßnahmen ist die Symptomentlastung und vor allem die Freilegung und Förderung der Selbstgestaltungsfähigkeit des Menschen. Frankl geht es zunächst nicht um den Kranken, sondern vorwiegend um den Menschen, der gesund sein, erkranken und wieder gesunden kann (Riedel et al., 2015).

2.2 Frankls Leben

Der Ursprung der Logotherapie ist mit der Biografie Frankls verwoben (Längle, 1998). Im wohl bekanntestem Buch Frankls, „Trotzdem Ja zum Leben sagen“ (erstmals erschienen 1946), fasst er seine Erfahrungen in den Konzentrations- und Arbeitslagern der Nationalsozialisten prägnant zusammen:

> „Was also ist der Mensch?
>
> Er ist das Wesen, das immer entscheidet, was es ist.
>
> Er ist das Wesen, das die Gaskammern erfunden hat; aber zugleich ist er auch das Wesen, das in die Gaskammern gegangen ist aufrecht und ein Gebet auf den Lippen.“ (Frankl, 1994a, S. 139)

In Wien 1905 geboren, studierte Frankl dort von 1924 bis 1930 Medizin und machte 1936 den Facharzt für Psychiatrie und Neurologie. Wenige Jahre später wurde er Chefarzt (Primar) der Neurologischen Klinik im Rothschildkrankenhaus in Wien, das als jüdische Klinik während des 2. Weltkrieges aufgelöst wurde. Im Herbst 1941 ließ Frankl die Möglichkeit verstreichen, in die USA zu emigrieren. Er wollte bei seinen greisen Eltern bleiben. Im Dezember 1941 heiratete er seine erste Frau, Tilly Grosser, in Wien. 1942 wurden seine Eltern, er und seine Frau in das KZ Theresienstadt deportiert, wo er seinem Vater bei dessen Sterben beistand. Während seine Mutter das KZ Ausschwitz nicht überlebte, überlistete Frankl Dr. Mengele bei der Selektion (Frankl, 1995). Er wurde in eines der bayerischen Arbeitslager verbracht. Im April 1945 starb seine Frau Tilly im KZ Bergen-Belsen. Frankl selbst erkrankte in den letzten Kriegsmonaten lebensbedrohlich und überlebte damit, dass er seine Habilitationsschrift „Ärztliche Seelsorge“ auf Papierschnitzeln in Stichpunkten rekonstruierte, um nicht einzuschlafen. Im Schlaf wäre er gestorben. 1946 erschien der Text als Grundlegung der Logotherapie und Existenzanalyse: „Ärztliche Seelsorge“ (Frankl, 2007). Sein Buch über die Erfahrungen in den Konzentrations- und Arbeitslagern und die „Ärztliche Seelsorge“ begründeten seine wissenschaftliche und ärztliche Laufbahn in Wien und seinen internationalen Ruf als Arzt und Psychotherapeut.

2.3 Frankls Haltung als Psychiater und Psychotherapeut

Frankl kennzeichnete im Leben wie auch in der ärztlich-therapeutischen Arbeit die Präsenz seiner Person, die Kunst zu improvisieren und das wache Interesse an den Menschen, die ihm begegneten. Er sah auf den Menschen, dann erst auf dessen Beschwerden. Oder allgemeiner: Das Leben eines Menschen ist für ihn umfassender als seine Leidenszustände. Denn im Leben bieten sich die sinnvollen Möglichkeiten an, mit denen sich Leiden überstehen, bewältigen oder aushalten lässt. Das Faktum des Leides ist unvermeidbar, weil es zum Leben gehört. In der Einstellung zum Leid hat der Einzelne Gestaltungsfreiheit. Für die Logotherapie Frankls in den verschiedenen Ausformungen (U. Böschemeyer, A. Längle, E. Lukas u.a.) ist die Anthropologie der Existenzanalyse und Logotherapie die entscheidende Grundlage der psychotherapeutischen Arbeit.

2.4 Frankl als Philosoph

Zur Grundlegung der Logotherapie in einer Anthropologie, die die Bedingungen des Menschseins ernst nimmt, trug auch die philosophische Promotion Frankl im Jahr 1949 mit der Arbeit „Der unbewusste Gott“ bei. Frankl ergänzte in dieser Schrift das psychisch Unbewusste der Psychoanalyse durch das geistig Unbewusste der Logotherapie (Riedel et al., 2015). Alles Geistige im Menschen ereignet sich im Akt des Daseins und ist als dieses Ereignis empirisch unzugänglich. Diesen geistig-personalen Ursprungsakt nennt er „die Tiefenperson“ (Frankl, 1988, S. 23). „Der Geist ist gerade an seinem Ursprung unbewußter Geist“ und „aller Selbstbeobachtung und Selbstbespieglung gegenüber blind“ (Frankl, 1988, S. 24).

In dieser Betrachtungsweise sichert Freiheit den Menschen gegenüber jeglicher Form von Berechenbarkeit. Im Kern bleibt jeder Mensch letztlich ein Geheimnis für andere und sich selbst. Oder anders: Der einzelne Mensch ist immer mehr, als er selbst von sich und andere von ihm kennen und wissen. Deshalb ist es für die Psychotherapie wesentlich, den Menschen als Person, seine erlernten und geprägten Verhaltensweisen, die kognitiven Überzeugungen, seine Emotionalität und Affektivität bei der Behandlung psychischer Störungen ins Spiel zu bringen. Psychotherapie, die sich in Frankls Sichtweise anthropologisch begründet sieht, bedarf der Ergänzung der „Tiefenpsychologie" durch eine „Höhenpsychologie" (Frankl, 1988, S. 99). Anders formuliert: das Streben nach Lust und Macht ist mit dem Streben nach Sinn zu verbinden.

Mit der Hinwendung zum Geistigen, zu Sinn und Werten, in denen sich die Person eines Menschen entfaltet, stellt die Logotherapie also die personale, sinnorientierte Ergänzung zur Psychotherapie dar (Raskop, 2005; Lukas, 2014; Riedel et al., 2015; Längle, 2021).

3
Wer ist der Mensch?

In der Sterbebegleitung begegnen wir häufig Menschen, die ihr Leiden im „Klagedreiklang“ (Riedel, 2017b, S. 54) ausdrücken:

- Warum gerade ich?
- Warum gerade jetzt?
- Warum gerade so?

Das Fragewort Warum verweist darauf, dass wir Menschen wissen wollen, wo das Leid herkommt. Wir wünschen uns, durch Erklärung das Leid zu verstehen. Wir handeln nach der Vorstellung: Wenn ich mir mein Leid erklären kann, dann halte ich es leichter aus. Letztlich führt das dazu, dass wir uns in unserem Leiden intensiv beobachten. Wir kreisen um unser Leiden. Der psychologische Begriff für diesen Zustand heißt „Lageorientierung“ (Kuhl, 2010, S. 239f.). Kennzeichnend für die Lageorientierung ist das Problem, unangenehme Gefühle, die von Belastung oder Bedrohung ausgelöst werden oder damit verbunden sind, schwierige Absichten und Verhaltensweisen durch Beobachtung der Gefühlsreaktionen zu regulieren. Sterbende geraten leicht und wiederholt in den Zustand der Lageorientierung. Sie scheinen dann kaum für Ablenkung und Trost zugänglich.

3.1 Lageorientierung im Leid

Das Problem der Lageorientierung, wie es sich in der Warum-Klage ausdrückt, hängt mit einem fragwürdigen Lebensverständnis zusammen. Die logotherapeutische Anthropologie (Frankl, 2005) formuliert dies in drei Hypothesen:

1. *Leiden ist Leben.* Das erfahrene Leid führt zum Leiden, zu einer Lebensweise, die vorwiegend auf das erlebte Leid reagiert. Der Blick ruht auf der Symptom-

last des Leidens und den damit verbundenen Befürchtungen, dass die Möglichkeiten zur Abhilfe begrenzt sind.

2. *Leben heißt Anspruch auf Glück und Erfolg.* Die Erfahrung von Leid unterbricht die Anspruchshaltung, dass der Einzelne ein Recht auf gutes Leben habe. Dies führt zu Enttäuschungen (Frustration) über das Leben. Frustration erweitert das Leiden an der Symptomlast zum „Schmerz am Leben" (Riedel, 2017a, S. 11f.).
3. *Die Abhilfe von Leid führt zu einem glücklichen Leben.* Glückliches Leben kann wiederhergestellt werden, indem Leid beseitigt wird. Das Versagen dieser sog. „Reparaturannahme" (Marquard, 2007, S. 135, Abschn. 230; Maio, 2017, S. 333) konfrontiert mit der persönlichen Sterblichkeit. Die Wahrnehmung der persönlichen Sterblichkeit ist oft mit Beschämungsgefühlen verbunden. Ein Leben, das nicht wieder herstellbar ist, scheint wenig wert und sinnlos geworden.

Das Lebensverständnis in der Lageorientierung geht davon aus, dass Leid das Glück des Lebens unterbricht. Die Reparaturannahme verspricht: Wenn das Leid beseitigt werden kann, stellt sich Lebensglück wieder ein. Die Unterbrechung ist behoben. Es geht jetzt darum, die richtigen Reparaturmaßnahmen und den geeigneten Betrieb für die Durchführung zu finden. Damit endet die Verantwortung des Einzelnen; denn alles, was mit der Reparatur zu tun hat, ist Aufgabe von Fachleuten und Experten. Diese Sichtweise wirkt sehr technologisch geprägt. Zudem wird die Wiederherstellung ungestörten Lebens als Dienstleistung der Medizin, der Pflege und als Angebot des Sozialstaates erwartet. „Ob krank oder gesund, wir gehen immer auf den Krücken der Dienstleistungsgesellschaft. Für alles greifen wir auf Service, auf Geräte, auf Gekauftes zurück. Von der Wiege bis zur Bahre.", fassen A. Heller und R. Gronemeyer (2021, S. 111) diese Sichtweise zusammen.

Wird diese dienstleistungsbezogene, technologische Sichtweise dem Menschen gerecht?

3.2 Lebensgestaltung und Selbstgestaltung

Frankl geht in der Logotherapie von einer anderen Perspektive auf den Menschen aus:

1. „Er ist auch Gestalter seiner selbst; denn er Mensch ist nun einmal das Wesen, das immer zu entscheiden hat, was es ist." (Frankl, 1994b, S. 54, Anm. 2)
2. „Er ist Gestalter – und nötigenfalls Umgestalter – der Wirklichkeit." (Frankl, 1994b, S. 54)

Die Logotherapie setzt an die Stelle der Reparaturannahme die *Fähigkeit zur „Selbstgestaltung“* (Frankl, 2005, S. 203) und verbindet damit die *Fähigkeit zur Lebensgestaltung*. „Wir sprechen vom menschlichen Sein als einem Verantwortlichsein, und zwar auf dem Grund eben der wesenhaften Freiheit des Menschen. Wobei das Verhältnis zwischen Freiheit und Verantwortlichkeit sich darin kundgibt, daß die Freiheit nicht nur Freiheit-von ist, sondern zugleich Freiheit-zu, und die Übernahme von Verantwortung eben das ausmacht, <wozu> der Mensch frei ist.“ (Frankl, 1991, S. 101).

Analysieren wir die Argumentation in dieser Aussage in drei Schritten:

1. Sie enthält einen **Grundsatz**: Zum Menschsein gehören Freiheit und Verantwortung. Sie stehen in einem Verhältnis zueinander. Freiheit ist nicht ohne Verantwortlichkeit denkbar und lebbar, Verantwortlichkeit nicht ohne Freiheit.
2. Der Grundsatz wird **konkretisiert**: Freiheit kann Freiheit-von sein, frei von Schmerz, von Symptomen, von Leid, von Stress, von Sorgen, von Not. Die Vorstellung der Freiheit-von ist gerade im durch schwere Krankheit belasteten und im letzten Leben wünschenswert. Freiheit ist gleichzeitig die Freiheit-zu. Dies wird angesichts der Wahrnehmung der Sterblichkeit bewusst, wenn die Freiheit-von an eine unüberwindliche Grenze stößt, den Tod. Vom Tod ist niemand frei und auch nicht befreibar. Die Reparaturannahme versagt. Spätestens an dieser Stelle kommt die Frage nach der Verantwortlichkeit ins Spiel. Indem die Freiheit-von an die Grenze des Todes stößt, stellt sie jeden Menschen vor die Entscheidung, das Leben einfach laufen zu lassen oder es in die Hand zu nehmen. Je nachdem, wie sich der Einzelne in solchen Grenzsituationen entscheidet, übernimmt er Führung in seinem Leben, überlässt sich bewusst der Führung anderer oder lässt sich einfach treiben. Dazu ist er frei. Niemand schreibt ihm vor, wie er sich zu entscheiden hat. Er hat grundsätzlich die Freiheit dazu, sein Leben in Verantwortung zu führen – oder sich der Verantwortung zu entziehen, womit er auch viel Freiheit verliert. Oder er entscheidet sich für eine an seine persönliche Lage angepasste Mischung, sich und sein Leben selbst zu führen und sich dort, wo er an die Grenze seiner Fähigkeiten stößt, der Führung durch andere zu überlassen. Sie übernehmen dann vom Sterbenden beauftragt, was er selbst nicht mehr leben kann.
3. Im **praktischen Leben** heißt das: Der Mensch ist ein entscheidendes Wesen. Er bringt Freiheit und Verantwortlichkeit in das der Lebenslage angemessene Verhältnis. Ob ich noch eine weitere Portion Essen zu mir nehme oder darauf verzichte, ist eine Frage meiner Entscheidung. Selbst wenn mir der Nachschlag ungefragt serviert wird, bleibe ich frei, zu essen oder ihn stehen zu lassen. Das

Maß der Freiheit bildet dabei die Verantwortlichkeit. Lasse ich den Nachschlag stehen, weil ich darin mein gesundes Wohlbefinden verantworte, verärgere ich möglicherweise die Gastgeber oder Angehörige, die mich als Sterbenden versorgen. Hat die ungestörte Beziehung zu den Gastgebern oder meinen sorgenden Angehörigen Verantwortungspriorität, werde ich zumindest einige Bissen zu mir nehmen. Geht es um einen von mir unabhängigen Wert, etwa bei einem Geschäftsessen im Rahmen von Vertragsverhandlungen, dann räume ich dem Verhandlungserfolg Priorität ein und stelle die Verantwortung für meine Gesundheit für dieses Mal zurück. In jedem Fall bin ich es, der das konkrete Verhältnis von Freiheit und Verantwortlichkeit der Situation anpasst. Ich kann die Lage gestalten, was auch bedeutet, dass ich mit den Folgen meiner Entscheidung leben werde.

Merke

Eine Grundlage für Führung im Leben ist das Entscheidungsverhalten: Führen bedeutet entscheiden, insofern sich der Mensch als frei und zugleich verantwortlich erlebt. Wer sein Leben führt, der stimmt die Freiheit und die Verantwortlichkeit in den unterschiedlichen Lebenssituationen aufeinander ab. Er setzt sie in ein situatives Verhältnis zueinander. Er gestaltet durch die Entscheidungen sein Leben und immer auch seine Persönlichkeit.

Ein Beispiel dazu aus der Hospizarbeit (Teil 1)

Eine ca. 80-jährige Dame verhält sich während der ersten Tage im Hospiz gegenüber den Versorgungsangeboten ablehnend. Sie kommt aus einem noch weithin selbstständig geführten Leben ins Hospiz. Ihr Hausarzt bestätigte, was sie selbst spürte: die onkologische Erkrankung schreitet voran. Ihre gelegentlichen Schwächezustände sind eine Folge davon. Sie befürchtet, das weitere Fortschreiten ihrer Erkrankung könne unerwartet das Leben zu Hause unmöglich machen. Sie entschließt sich für einen Hospizplatz, um Zeit für die Anpassung an den neuen Lebensort zu gewinnen.

Dorthin umgesiedelt äußert sie, dass sie die ständigen, wohl gemeinten Angebote als einengend, zuweilen als entmündigend empfinde. Sie wisse sehr genau, wie sie sich ihre Tage im Hospiz vorstelle. Das Pflegeteam nimmt sie vorwiegend auf ihrem Balkon beim Rauchen wahr oder sinnierend im Zimmer sitzen. Zunehmend zweifeln die Pflegenden daran, ob die Dame sich und ihren Zustand angemessen einschätzt. Sie wirke doch recht depressiv. Zudem wird sie sehr selten besucht.

Am Ende der ersten Woche beschließt das Team, ihr eine Hospizbegleitung anzubieten. Entgeistert und etwas verärgert lehnt die Dame die Begleitung ab. Sie bittet nachdrücklich darum, sie in Ruhe zu lassen. Ich werde als der Experte für psychotherapeutische Arbeit im Haus gebeten, sie aufzusuchen. Beim Erstgespräch erzählt sie, dass sie sehr bewusst die erste Zeit „in diesem Haus" ganz für sich haben wolle. Sie habe sich die Möglichkeiten für Begegnungen, Anregungen, Aktivitäten schon angehört. Sie sei durchaus in der Lage, selbst zu entscheiden, was sie wolle und was nicht. Ich frage sie, was sie denn für sich wolle? Ihr sei bewusst geworden, dass sie nicht mehr allzu lang zu leben habe. Die letzte Zeit im Leben habe begonnen. Deshalb lebe sie jetzt im Hospiz. Sie habe es nie gemocht, wenn Menschen auf der Türschwelle verharrten, um noch und noch zu reden. Sie sei gerade auf der Schwelle zum Sterben. Da brauche sie nichts als die Ruhe, sich im letzten Lebensabschnitt umzusehen. Sie brauche die Freiheit, sich das Leben jetzt anders einzurichten als vorher. Aus all dem Neuen möchte sie auswählen, was ihr taugt und was nicht. Die Einsamkeit gerade sei von ihr so gewollt. Dafür bittet sie um Respekt.

Der Hospizgast setzte Freiheit und Verantwortlichkeit in das Verhältnis zueinander, das ihm seiner Situation angemessen erschien. Die Dame nahm sich Zeit, um sich in der veränderten Lebenslage zu orientieren. Sie verharrte, wie sie es im Bild fasste, schweigend, nachdenklich und wach für alles auf der Schwelle zum letzten Leben. So wollte sie das Leben im Augenblick führen. Darin bestand der momentane Sinn für diesen Menschen.

Die Logotherapie sieht den Einzelnen als entscheidendes Wesen. Sie lässt ihn das auch sein. In seinen Entscheidungen gestaltet der Mensch das Leben und sich selbst. Diese Sicht des Menschen unterscheidet sich grundsätzlich von der Lageorientierung. Die Selbstgestaltung (psychologisch: „Gestalterhaltung", Martens & Kuhl, 2009, S. 42ff.) drückt sich in der Frage „Wozu?" aus. Die Logotherapie ersetzt also in den drei genannten Fragen das lageorientierte Warum durch die gestaltungsorientierten Frageworte Wozu oder Wofür:

- Wozu, wofür gerade ich?
- Wozu, wofür gerade jetzt?
- Wozu, wofür gerade so?

So verändert sich die Bedeutung der drei Fragen des Klagedreiklangs:

- *Wozu, wofür gerade ich?*, verweist auf die *Einzigartigkeit* des jeweiligen Menschen. Diese Lage ist genau seine persönliche Lage. Diese Aufgabe ist genau seine persönliche Aufgabe.

- *Wozu, wofür gerade jetzt?*, zielt auf die *Einmaligkeit* der Situation. Jetzt, in dieser Lage, ist der richtige Zeitpunkt, der Kairos, für ihn.
- *Wozu, wofür gerade so?*, greift den *Sinn* der Situation auf, der sich für jeden Einzelnen in den unterschiedlichen Lebenslagen zeigt und zur Umsetzung auffordert.

Merke

Mit der Frage nach dem Wozu? oder Wofür? verändert sich die Perspektive auf die Persönlichkeit und das Leben. Die Frage lenkt die Aufmerksamkeit auf das, was vor dem Menschen liegt, auf das, was auf ihn zukommt. Die Frage Wozu? ist zukunftsorientiert und öffnet für die Lebensmöglichkeiten. Sie deutet auf die Freiheit hin und verweist auf die Verantwortlichkeit des Einzelnen.

Die Möglichkeitsperspektive fordert den Menschen zur Entscheidung heraus; denn nur diejenigen Möglichkeiten werden von ihm im Leben verwirklicht, für die er sich entscheidet. Die Orientierung in der Entscheidung erleichtert der *Sinn*, der mit den Möglichkeiten mitgegeben ist.

3.3 Die Frage nach dem Sinn

Ein Beispiel dazu aus der Hospizarbeit (Teil 2)

Der Hospizgast nahm die neuen Möglichkeiten im Hospiz durchaus wahr. Ihn beschäftigte allerdings nicht die Frage, was von dem allen möchte ich. Er fragte sich: Wozu will ich die kommenden Tage nützen? Er stand auf der Schwelle und suchte Orientierung im veränderten Lebensraum. – Als ich das dem Team berichtete, veränderte sich der Blick der Pflegenden auf die Dame. Die Zeit für die Orientierung im neuen Lebensraum wurde respektiert. Wenige Wochen später genoss sie die Kaffeerunden im Wohnzimmer. Besucher*innen kamen und gingen. Schließlich freundete sie sich mit der Angehörigen eines anderen Gastes an, eine Freundschaft, die sie während der Monate bis zu ihrem Tod pflegte.

Diese Dame leitete eine entscheidende Entdeckung Frankls: die Frage nach dem Sinn. Sie ist eine zentrale Frage des Menschen für sein Leben (Frankl, 2005; Kuhl, 2010; Schnell, 2020). Mit der Sinnfrage verändert sich die Perspektive auf das Leben. Dessen „Aufgabencharakter“, wie Frankl es nennt, erhält Kontur: „Je mehr [der Mensch, C.R.] den Aufgabencharakter des Lebens erfaßt, um so sinnvoller wird ihm sein Leben erscheinen". (Frankl, 2007, S. 105) Sinn wird logotherapeutisch an die konkrete, einmalige Situation gebunden, in der Menschen sich vor Aufgaben gestellt sehen.

Sinn bedeutet dabei nicht Zielerreichung, Effektivität, Selbstverwirklichung. Frankl sieht den Sinn nicht vom Ergebnis einer Lebensaufgabe her. Ihm geht es um die vor dem Einzelnen liegende Aufgabe, die er als seine persönliche erkennen und anerkennen kann. Sinnwahrnehmung ist „Entdeckung einer Möglichkeit auf dem Hintergrund der Wirklichkeit. Und zwar handelt es sich um eine Möglichkeit, die Wirklichkeit zu verändern." (Frankl, 1994b, S. 59) Sinn ist also eine Möglichkeit innerhalb der Lebenswelt, für oder gegen die der Einzelne sich entscheiden kann und soll. Damit findet sich in jeder Entscheidungslage die grundsätzliche Orientierungsmöglichkeit, den Sinn zu entdecken, der die Entscheidung motiviert. Den jeweiligen einmaligen und einzigartigen Sinn wahrzunehmen und sich für dessen Verwirklichung zu entscheiden, darin besteht die Verantwortung für das Leben. Jede freie und verantwortliche Sinnentscheidung ist ein Akt der Selbstgestaltung.

Die Einsicht führt zur *„kopernikanischen Wendung in der Sinnfrage"*:

> „Das Leben selbst ist es, das dem Menschen Fragen stellt. Er hat nicht zu fragen, er ist vielmehr der vom Leben her Befragte, der dem Leben zu antworten – das Leben zu verantworten hat. Die Antworten aber, die der Mensch gibt, können nur konkrete Antworten auf konkrete >Lebensfragen< sein." (Frankl, 2007, S. 107)

Der Perspektivenwechsel, zu dem die Logotherapie anregt, beginnt mit einer *ersten* Einsicht in die Eigenart des Lebens: Vom Leben kann der Einzelne erwarten, dass es ihm Aufgaben stellt, Erfahrungen vorlegt, zu Begegnungen führt. Es konfrontiert den Einzelnen mit Lebensgegebenheiten. Die *zweite* Einsicht betrifft den Menschen selbst: Jeder Einzelne kann zu den Gegebenheiten des Lebens Stellung nehmen und sich entscheiden. Manchmal ist der Freiraum für die Entscheidung sehr weit. In anderen Situationen ist er sehr schmal. Um die Entscheidung kommt der Einzelne, das lernten wir bereits, nicht herum. Er kann sein Leben „führen", indem er sich bewusst für oder gegen etwas entscheidet. Er kann sich vom Leben „treiben" lassen, in dem er keine bewusste Entscheidung fällt. Dann reagiert er nur noch und hat damit die Führung verloren. Er vermag auch bewusst die Führung an jemand anderen abzugeben, wenn er sich selbst nicht (mehr) in der Lage sieht, die Situation zu gestalten (Hilfsbedürftigkeit). Auch auf diese Weise führt der Mensch das Leben.

Merke

Lebensführung heißt also, verantwortlich mit den Lebensgegebenheiten umzugehen.

Die kopernikanische Wendung ist das Gegenkonzept zur Lageorientierung. Jene entsteht durch Ignorieren der Verantwortlichkeit mit der Folge, dass sich Betroffene als abhängige Opfer der Verhältnisse sehen. Sie nehmen ihre Freiheit oder situative Freiräume kaum mehr wahr. Das sind die Kosten der Lageorientierung. Das Leben wird eng. Menschen in Lageorientierung fühlen sich hilflos, handlungsunfähig und zunehmend frustriert. Wer sich vorwiegend in diesem Lebenskonzept bewegt, macht sich abhängig von den Lebensgegebenheiten, von Empfindungen, von Menschen. Mit der bewussten Wahrnehmung persönlicher Verantwortung für die konkreten Lebensgegebenheiten jedoch öffnet sich die Freiheit als Freiheit von einem Übermaß an Abhängigkeit und als Freiheit zu der persönlichen Gestaltung des Lebens. Damit nehmen sich Betroffene selbst ernst, spüren den Möglichkeiten nach, die sie zur Gestaltung haben, behalten das „Heft des Handelns“ oder zumindest die Freiheit der Einstellung bei sich. Der Preis dafür ist die Verantwortung für die Entscheidungen und die Übernahme der Folgen. Darin besteht Lebensführung.

3.4 Freiheit und Verantwortlichkeit

Das logotherapeutische Modell von Freiheit und Verantwortlichkeit motiviert den Sterbenden zu einem präventiven, stabilisierenden und selbstsorgenden Blick auf sein vergangenes und gegenwärtiges Leben. Die Fähigkeit und die Möglichkeit zur Lebensführung bleiben erhalten. „Das Kriterium ..., ob ein Erleben zum Leid wird oder zum Glück, ist die Freiheit.“ (Längle & Bürgi, 2016, S. 39)

Ein Beispiel aus der Hospizarbeit

Ein Hospizgast, ein etwa 80 Jahre alter Herr, klagt, er sei ein lebensfroher Mensch gewesen. Er habe sich durch die lange Krankheit verändert. Er habe seine Freude am Leben verloren. Er frage sich immer wieder, was für einen Sinn es habe, aufzuwachen, zu essen, zu schlafen, Schmerzen auszuhalten. Alles zeige, der Tod kommt näher. Das sei das Einzige.

Der alte Herr wirkt deprimiert in seinem Leiden. Seine Lebenstage erscheinen ihm als sinnentleerte Abläufe. Aus logotherapeutischer Sicht ist es nicht allein das Gewohnte des Tageslaufs, das den Hospizgast als eine sich wiederholende Routine quält. Es ist die Sinnlosigkeit *im* Gewohnten, die ihn am Leben leiden lässt. Er wirkt gefangen im Einerlei, das ihm das Nahen seines Todes anzeigt. Er kommt dem Zustand nicht aus.

Dieses knappe Beispiel (Riedel, 2017b) zeigt, wie Lageorientierung im letzten Leben entsteht. In der physischen und psychischen Symptomlast erschließt sich das existenzielle Moment, dass der mögliche Freiraum für eine andere Sichtweise, für andere Gedanken und anderes Tun nicht gesehen und gespürt werden kann. Die destruktiven Lebensgegebenheiten werden übermäßig fokussiert und beherrschen zunehmend die Empfindungen. Der Sterbende spürt in allem, dass der Tod als das Ende aller Möglichkeiten auf ihn zukommt. Darin besteht seine existenzielle Last. „Die Sinnfrage bricht beim Leiden regelmäßig auf, wenn die Zukunft verstellt ist.“ (Längle & Bürgi, 2016, S. 47) Die Einsicht in den konkreten, persönlichen Tod, der das Leben endet, verstellt die Zukunft nicht nur. Der Tod ist das Ende des Lebens und damit der Zukunft. Insofern versagt das übliche Überlebensprogramm, wie ich das anderen Orts psychologisch analysierte (Riedel, 2017a). In logotherapeutischer Sicht drängt sich die Frage auf: Versagt der Sinngedanke angesichts des menschlichen Todes?

Frankl (2007, S. 119) stellte diese Frage explizit: „Kann nun der Tod der Sinnhaftigkeit des Lebens wirklich Abbruch tun?“ Seine – pathetisch formulierte – Antwort: „angesichts des Todes als unübersteigbarer Grenze unserer Zukunft und Begrenzung unserer Möglichkeiten, stehen wir unter Zwang, unsere Lebenszeit auszunützen und die einmaligen Gelegenheiten – deren ‚endliche‘ Summe das Leben darstellt – nicht ungenützt vorübergehen zu lassen.“ Frankl leitet demnach aus der grundsätzlichen zeitlichen Begrenztheit des Lebens durch den Tod ein starkes Motiv für Sinnsuche und Lebensgestaltung ab. „Der Sinn menschlichen Daseins ist in seinem irreversiblen Charakter fundiert“ (Frankl, 2007, S. 119). Weil das Leben durch den Tod unabwendbar begrenzt ist, fordert jede Lebensgegebenheit den Einzelnen auf, die augenblickliche Lebensgegenwart als Gestaltungsraum wahrzunehmen, die Freiheit zur Gestaltung zu erkennen und sich motiviert für eine sinnvolle Umsetzung zu entscheiden. Aus dem Theorem der Kopernikanischen Wendung der Sinnfrage (siehe Kapitel 3.3) wissen wir, dass darin das konkrete Übernehmen von Verantwortung besteht. Auch hier wirkt sich die Wendung zur Gestaltungsperspektive aus. Die Sinnfrage kann nur in Freiheit und Verantwortlichkeit beantwortet werden. Sinnerfüllt erscheint eine Situation für den Menschen dann, wenn er den Freiraum in ihr verantwortlich genützt hat.

Was heißt das konkret für das Gespräch mit dem Hospizgast, der fragt, was für einen Sinn es habe, aufzuwachen, zu essen, zu schlafen, Schmerzen auszuhalten?

Praxistipp

Der Gesprächspartner greift eine *Information über das Verhalten* des Hospizgastes auf: Wie empfinden Sie die Stunden, wenn Ihre Tochter mit Ihren Enkeln da ist? Der Sterbende antwortete: Ich mag diese Besuche. Vor allem das Leben, das die Kinder in das Zimmer bringen. Da ist dann endlich was los. Anstrengen tut mich das aber auch. Aber das nehme ich gerne in Kauf. Das ist ja so schön, wenn sie da sind.

Jetzt bietet der Gesprächspartner die *Unterscheidung* der Anstrengungen an: da sind der Krebsschmerz und die Last der Krankheit und die Anstrengung des Besuchs der Enkel. Was sagt dem Sterbenden die anstrengende Zeit mit den Kindern? Jener meint, sie sage ihm: Du bist als Opa was wert. Die mögen dich. Die hängen an dir. Du darfst eigentlich noch gar nicht sterben.

Der Gesprächspartner spürt, dass der Hospizgast einer *Sinnerfahrung* ganz nahe ist, dass er die Freiheit in seiner Lage wahrnehmen kann: Verstehe ich richtig? Sie halten die ungemochten Schmerzen, das Leben mit der Krebserkrankung auch deswegen aus, weil Sie noch eine Weile mit Ihren Enkeln leben wollen? – So kann man das sehen, antwortet der Sterbende. Ja, das ist wohl so. Anders geht's nicht. Aber so geht's: aushalten für die Zeit mit den Kindern.

Der Sterbende entdeckte im Gespräch die eine Möglichkeit, dem Schmerz am Leben für eine bestimmte Zeit zu entgehen, die Lage auszuhalten für die Zeit mit den Kindern. Das sinnentleerte Dahinleben konnte er durch die Gestalterperspektive unterbrechen, indem er im Verbringen der Tage deren individuellen Sinn entdeckte. Das Verbringen der Tage konnte er jetzt anders verstehen: Aushalten des Leidens für die lebendige Begegnung mit den Enkeln. Er übernimmt dafür Verantwortung, dass er für diese Begegnungen noch eine Weile lebt. Er weiß wohl intuitiv, dass das jetzt die letzte Gelegenheit im Leben ist, seinen Enkeln zu begegnen. „Die Lebensverantwortung eines Menschen ist daher nur dann zu verstehen, wenn sie als eine Verantwortung im Hinblick auf Zeitlichkeit und Einmaligkeit verstanden wird", schreibt Frankl (2007, S. 119). Der Sterbende im vorangehenden Beispiel erkannte seine gegenwärtige Chance, zu entscheiden, wie er sein Leiden sieht. Er übernahm die Führung in seinem derzeitigen Leben: nicht mehr sinnlos die Tage ablaufen zu lassen, sondern das Leid um der sinnstiftenden Begegnung mit den Enkeln wegen auszuhalten.

3.5 Fünf Grundannahmen zum Menschsein

Greifen wir zusammenfassend die Frage dieses Abschnitts auf: Wer ist der Mensch? Es ging dabei um die grundlegenden Annahmen zum Menschenbild, die wir in der Perspektive der Logotherapie zusammengetragen haben. Menschen sind seit der Geburt mit einer Führungsaufgabe konfrontiert, der Führung des Lebens, die erst mit dem Tod des Einzelnen endet.

Merke

Die *vier Grundannahmen zum Menschsein*, Entscheidung, Freiheit und Verantwortlichkeit, Sinnorientierung und Motivation angesichts der Begrenztheit des Lebens, kennzeichnen den Menschen und das Leben:

- Der Mensch entscheidet darüber, wer er ist: Er entscheidet sich für seine Führung im Leben oder dagegen.
- Der Mensch ist frei und verantwortlich zugleich. Er ist frei, sein Leben angesichts der Aufgaben, die sich ihm stellen, zu gestalten. Er übernimmt die Verantwortung für die Entscheidung zur Lebensgestaltung oder dagegen.
- Der Mensch ist fähig, in der jeweiligen Lebenslage einen einmaligen und einzigartigen Sinn zu entdecken. Diese Fähigkeit kann er aktivieren oder ignorieren.
- Der Mensch wird sich durch den Tod der Begrenztheit seiner Lebenszeit bewusst. Das motiviert ihn, den gegenwärtig entdeckten Sinn auch zu verwirklichen und so das Leben zu führen – oder lässt ihn resignieren. Er vermeidet dann die Auseinandersetzung mit seiner Endlichkeit und Sterblichkeit.

Die Grundannahmen gelten auch und gerade für den Menschen im letzten Leben. Menschsein und Lebensführung verändern sich durch Krankheit, Leid und die Konfrontation mit dem persönlichen Tod. Es fällt schwer, sich angesichts des Todes zum Leben zu motivieren. Hierfür bietet die Logotherapie einen Perspektivenwechsel im Menschen – und im Lebensbild an: „Der Tod gehört zum Leben sinnvoll dazu – ebenso, wie das menschliche Leiden. Beide machen das Dasein des Menschen nicht sinnlos, sondern überhaupt erst sinnvoll." (Frankl, 1994b, S. 97) Die Hospizarbeit zielt auf die Würde des Menschen, die auch für das Leben im Sterben gilt. „Jeder Mensch hat ein Recht auf ein Sterben unter würdigen Bedingungen", formuliert die *Charta zur Betreuung schwerkranker und sterbender Menschen* (Deutsche Gesellschaft für Palliativmedizin e.V. Deutscher Hospiz- und

PalliativVerband e.V. & Bundesärztekammer, 2020) im ersten Leitsatz: „Dem Sterben als Teil des Lebens ist gebührende Aufmerksamkeit zu schenken."

Die Logotherapie lenkt in den Grundannahmen zum Menschsein den Blick auf die Lebensführung: Der Tod ist dem Leben sinnvoll zugehörig. Damit ist die Verantwortlichkeit des Menschen für sein Leben intoniert. Jeder Mensch übernimmt in der Art und Weise der Lebensführung dafür Verantwortung, wie sinnvoll er sein Leben empfindet. Das ist ein wesentlicher Unterschied zwischen der hospizlichen und der logotherapeutischen Sicht des Menschen. Die Hospizarbeit sieht in der Würdezuschreibung eher die Verantwortung der anderen: „Ein Sterben in Würde hängt wesentlich von den Rahmenbedingungen ab, unter denen Menschen miteinander leben. Einen entscheidenden Einfluss haben gesellschaftliche Wertvorstellungen und soziale Gegebenheiten, die sich auch in juristischen Regelungen widerspiegeln." So sieht es die *Charta zur Betreuung schwerkranker und sterbender Menschen* (Deutsche Gesellschaft für Palliativmedizin e.V. Deutscher Hospiz- und PalliativVerband e.V. & Bundesärztekammer, 2020) im ersten Leitsatz. Von der persönlichen Verantwortung für die Lebensführung auch im letzten Leben, von der Freiheit dazu, lesen wir kaum etwas. Die hospizliche und palliative Sicht bleibt der Dichotomie von Arzt und Patient, Pflegenden und Pflegebedürftigen, aktivem Leben und bedürftigem Sterben verhaftet. Das macht in letzter Konsequenz die Würde des Sterbenden nicht von ihm selbst, sondern von denen abhängig, die für ihn sorgen. Wie soll er Einzelne seine Selbstbestimmtheit leben, wenn er sein Leben nicht mehr selbst führt? Wenn ihm seine Verantwortung und zuinnerst verbunden mit ihr seine Freiheit systemisch gar nicht zugetraut wird? Wie kann er seine Würde ausdrücken, wenn sie ihm von sich aus nicht zugetraut ist?

Das logotherapeutische Menschenbild spricht den Menschen frei *und* verantwortlich. Er ist es, der sein Leben führt. Insofern ist es die moralische Pflicht aller in der Umsorge Beteiligten, Sterbende anzuregen, in der gegenwärtigen Lage Freiräume aufzuspüren und sich Momente der selbsttätigen Lebensgestaltung zu erschließen. Das Gefühl der Entmündigung verkleinert sich dadurch. Denn Verantwortung für das Leben zu übernehmen, verändert auch die Einstellung zum Leiden. Es wird eher als ein Teil des Lebens gesehen, im besten Fall in das Leben reintegriert (Riedel, 2017a). Mit dem Perspektivenwechsel auf das Leben, zu dem natürlicherweise Freiheit und Verantwortlichkeit gehören, vergrößert sich die Möglichkeit, auch für die Lebensgegebenheiten im Sterben Sinn zu finden. „Jeder Tag, jede Stunde wartet also mit einem neuen Sinn auf, und auf jeden Menschen wartet ein besonderer Sinn. Sinn ist also immer ein anderer. Aber immer gibt es einen, bis zuletzt. Denn es gibt keine Person, und es gibt keine Situation, in er das Leben aufhören würde, uns eine Sinnmöglichkeit anzubieten." (Frankl, 1994b,

S. 60) Der Sterbende hält für sich, solange er in diesem Sinn sein letztes Leben führt, die Lebensgrundspannung aufrecht.

Merke

Leben vollzieht sich in einer Grundspannung zwischen dem Einzelnen und seinen einmaligen und einzigartigen Sinnmöglichkeiten. Frankl fasst dies in folgender These zur Logotherapie zusammen: „In der Praxis geht die Logotherapie auf eine Konfrontation der Existenz mit dem Logos aus. In der Theorie geht sie von einer Motivation durch den Logos aus." (Frankl, 2007, S. 108)

Den griechischen Begriff Logos übersetzt Frankl mit Sinn. Das Spannungsfeld von Mensch und Sinn bezeichnet die Logotherapie als „Noodynamik" (Frankl, 2007, S. 109), „Existenzielle Dynamik" (Frankl, 2007, S. 113f.) oder als „Lebensgrundspannung" (Riedel et al., 2015, S. 79ff.). Jene befähigt den Menschen zu Aufgabenorientierung und Lebensgestaltung. Insofern ist die Lebensgrundspannung wesentlich für die Lebensführung, weil sie dem Menschen in der Auseinandersetzung mit seinen Aufgaben und den Sinnmöglichkeiten die Gestalterhaltung ermöglicht. Sinn ist also der „Schrittmacher des Seins" (Frankl, 2007, S. 114). Die Lebensgrundspannung erscheint als eine beständige Quelle der Lebensmotivation.

Merke

Damit können wir den vier Antworten von vorher auf die Frage „Wer ist der Mensch?" eine fünfte hinzufügen, die ein weiterer Merksatz ist:

- Der Mensch erlebt sich in der Lebensgrundspannung, indem er darauf vertraut, bis zuletzt die Lebensgegebenheiten mit persönlichem Sinn verbinden zu können.

Die Logotherapie verweist mit den fünf Grundannahmen zum Menschsein ganz unmittelbar auf die Souveränität der Lebensführung, in der sich der Einzelne verwirklicht.

4
Wer will der Einzelne sein?

Wer ist der Mensch?, war die Frage, der wir in logotherapeutischer Perspektive nachgegangen sind. Dabei wurden fünf Grundannahmen zum souveränen Menschsein rekonstruiert, in denen er seine Würde in freien und verantwortlichen Entscheidungen zum Ausdruck bringt (**Abbildung 4-1**).

Die Souveränität menschlicher Lebensführung bildet sich in den Grundannahmen zum Menschenbild ab, wie sie in der Logotherapie rekonstruiert werden. Menschsein zeigt sich so als souveräner Akt: „Mensch-sein heißt eben jeweils erst

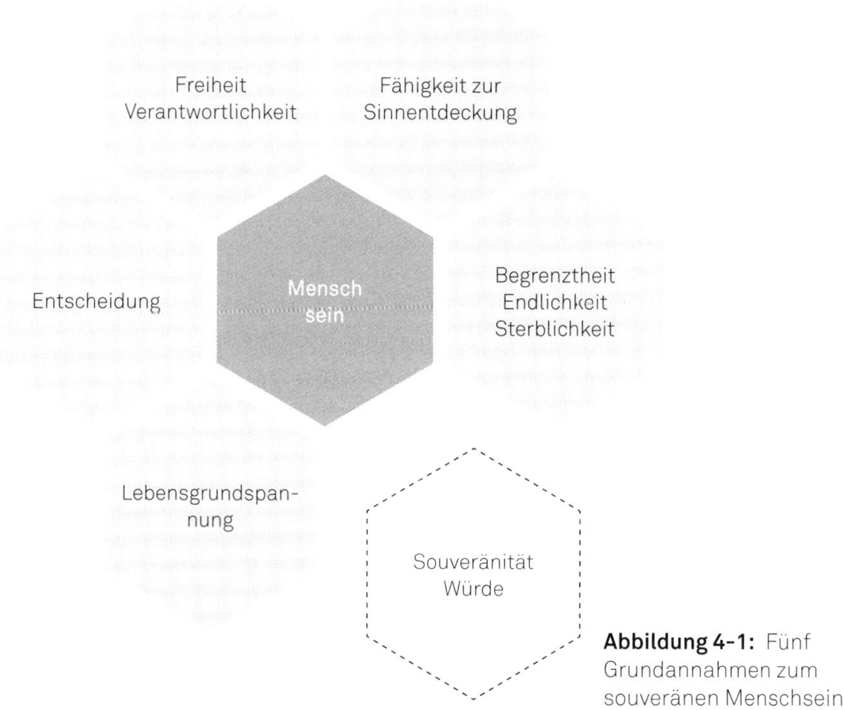

Abbildung 4-1: Fünf Grundannahmen zum souveränen Menschsein

entscheiden, was aus mir werden soll, und das heißt wieder, die Verantwortung übernehmen dafür, was ich aus mir gemacht habe." (Frankl, 2005, S. 61) Wie also der Einzelne sich als Mensch verwirklicht, hängt von seiner Lebensführung ab, die in souveränen Entscheidungen gegen über den sinnvollen Möglichkeiten des Lebens vollzogen wird.

4.1 Die individuelle Würde eines Menschen

Würde muss nicht nur als eine metaphysische oder religiöse Zuschreibung verstanden werden. Würde ist vor allem auch gelebter Ausdruck sinnorientierter Lebensführung. Kurz: Die Würde konkretisiert sich im Leben jedes Menschen. „Es ist also die Einmaligkeit unseres Daseins in der Welt, die Unwiederbringlichkeit unserer Lebenszeit, die Unwiderruflichkeit all dessen, womit wir sie ausfüllen – oder unerfüllt lassen –, das ist es, was unserem Dasein Bedeutungsschwere gibt. Aber nicht nur die Einmaligkeit des Einzellebens als eines Ganzen gibt ihm Gewicht – auch die Einmaligkeit jedes Tages, jeder Stunde, jedes Augenblicks stellt etwas dar, das unser Dasein mit dem Gewicht einer furchtbaren und doch so herrlichen Verantwortung belädt." (Frankl, 1994b, S. 97). Lassen wir uns durch das Pathos dieser Formulierung Frankls nicht vom pragmatischen Inhalt ablenken. Jener besteht in einer – logotherapeutischen – *Dechiffrierung des Würdebegriffs.* Frankl leitet aus der Endlichkeit der Lebenszeit die Einmaligkeit und Einzigartigkeit des Daseins eines Menschen ab, der in seiner Entscheidung frei und für seine Lebensgestaltung verantwortlich ist. Die zeitliche Begrenztheit des individuellen Lebens verleiht der Lebensführung den Aufgabencharakter, wodurch es in seiner Freiheit und Verantwortlichkeit konkret wird. Damit ergänzt das Menschenbild der Logotherapie die abstrakte, attribuierte Würde des Menschen durch die konkrete, ihm eigene Würde, die sich in der individuellen Lebensführung ausdrückt.

Es geht in der Logotherapie also nicht um den abstrakten Menschen und dessen philosophischen Begriff. Mensch sein wird konkret als die individuelle Persönlichkeit verstanden, als die er begegnet und sich entfaltet. So bringt er seine Würde in seiner Person zum Ausdruck.

Merke

(1) Die existenzielle Realität der Würde drückt sich im Dasein eines einmaligen Menschen mit einer konkreten und unwiederbringlichen Lebenszeit aus. Jene ist die Wirklichkeit dessen, womit der Einzelne die Lebenszeit erfüllt oder als unerfüllt sein lässt.

(2) Die Würde verweist auf das Leben des Einzelnen unter der fordernden Bedingung der Verantwortung, mit der zugleich sich die Freiheit in jedem Augenblick des Lebens erschließt.

Die Bedeutung des konkreten Lebens des Einzelnen zeigt sich als seine Würde, zu der er in jedem Augenblick des Lebens frei und für die er ebenso verantwortlich ist. Bieri (2013, S. 11) spricht philosophisch von der „Lebensform der Würde". Er geht bei der philosophischen Analyse davon aus, dass der Einzelne seine Würde intuitiv für sich spürt. So lässt sich die logotherapeutische Sicht der Würde philosophisch beschreiben. Würde wird nicht nur als metaphysisches oder religiöses Gut des Menschen verstanden. Das ist sie grundsätzlich auch. Konkret und individuell zeigt sie sich darin, dass das Individuum durch freie und verantwortliche Entscheidungen sich und die Lebenslagen gestaltet, indem es sie mit Sinn erfüllen kann, den Sinn von Lebensmomenten versäumen oder sich bewusst gegen den Sinn entscheiden kann. Auf diese Weise gestaltet es seine persönliche Geschichte, in der die Würde mehr oder weniger deutlich zum Ausdruck kommt.

4.2 Selbstbild und Sterben

Würde und die Zeitlichkeit individuellen menschlichen Lebens hängen zusammen. Insofern geht es angesichts des Todes auch um die Frage, wie sich das Sterben auf die individuelle Würde auswirkt. Wie kann der Einzelne in Krankheit, Leid, hohem Alter, im letzten Leben seine Würde bewahren? Das Erleben der Würde hängt ja nicht nur an den Zuschreibungen durch andere Menschen, sondern wesentlich auch an der Möglichkeit und Fähigkeit, sich selbst würdevoll zu verhalten. Die grundlegende Frage: Wer ist der Mensch? Führt zu der konkreten Frage: Wer will der Einzelne sein?

Wer jemand für sich und für andere sein will, spiegelt sich im individuellen *Selbstbild* wider. Es umfasst die Annahmen eines Einzelnen über sich selbst. Wer bin ich? Was kann ich? Was und wie ist meine Lebenswelt? Wer sind die anderen um mich herum? Das sind typische Fragen, die zum Selbstbild vorgelegt werden (Peters-Kühlinger & John, 2014). Das Selbstbild ist die eine Seite. Die andere ist das Bild, das andere Menschen von einem haben, das *Fremdbild*. Selbstbild und Fremdbild stimmen meist nur teilweise überein. Diese Erfahrung bleibt Sterbenden nicht erspart. So kann es sein, dass sich jemand elend fühlt, und der Besuch meldet ihm zurück, dass er heute schon viel besser aussehe als in der letzten Woche. Manche Sterbende fühlen sich dadurch irritiert, dass das Selbstgefühl mit der Rückmeldung durch andere nicht übereinstimmt. Nimmt jemand dauerhaft einen erheblichen Unterschied zwischen seinen Annahmen über sich und den Rückmeldungen durch seine Mitmenschen wahr, verunsichert das, regt zu weitergehenden Zweifeln an, ruft Trotzreaktionen hervor oder führt zu verstärkter Anpassung. Durch Optimierung der Passung zwischen Lebensweltvorstellungen und Selbstannahmen versuchen Menschen diese Kluft zwischen Selbst- und Fremdbild zu schließen. Der Achtsamkeitspsychologe Huppertz (2022, S. 211) beschreibt dies als die zeitgenössische Tendenz der Selbstoptimierung: „Nicht wenige Menschen sind ständig mit sich unzufrieden und optimieren sich endlos, auch wenn die Möglichkeiten begrenzt sind.“ Dies wirkt wie eine Zerrform des Gestalterprinzips. Die Tendenz zur Selbstoptimierung ignoriert die Begrenztheit der Selbstgestaltung durch den Tod „als unübersteigbarer Grenze unserer Zukunft und Begrenzung unserer Möglichkeiten“ (Frankl, 2007, S. 119). Die Endlichkeit und Sterblichkeit gehörten aus faktischer Erfahrung zum Selbstbild eines Menschen.

Leben vollzieht sich in der Zeit. Es ist zeitlich begrenzt. Die Erlebnisform der Begrenztheit lässt sich in der Vergänglichkeit anderer Menschen, in der Flüchtigkeit persönlicher biographischer Ereignisse und in der Sterblichkeit der eigenen Person nachvollziehen. Angesichts des Todes sind wir Menschen damit konfrontiert, dass die Vergänglichkeit nicht nur das Leben, sondern einen selbst als Individuum betrifft: *Ich* werde sterben. Das Sterben beendet jede Möglichkeit der Selbst- und Lebensoptimierung. Es bricht in den routinierten Alltag des Betroffenen ein. „Das vertraute Lebensmittel Aktivität und Handlungsfähigkeit funktioniert zwar noch eine Weile. Es werden unterschiedliche Ärzte konsultiert, die Möglichkeit alternativer Therapien ausgelotet, an der persönlichen Chance zur Heilung oder zumindest Besserung festgehalten. Der Weg durch Kliniken, Rehabilitationseinrichtungen und Pflegeinstitutionen beginnt. Zu irgendeinem Zeitpunkt aber wird deutlich: Das Sterben hat begonnen. Der Tod ist unausweichlich geworden. Alles Tun bringt nicht weiter.“ (Riedel, 2017b, S. 20) Die Unterbrechung derart gewohnter Denk- und Verhaltensmuster kann das Sterben zu einer konfliktaufgeladenen Krise werden lassen. Jene fordert erhebliche Einstellungsarbeit, um einer möglichen Entwertung des Lebens durch den Tod entgegenzuwirken. „Jeder einzelne Augenblick solchen Daseins ist durchwegs bezogen auf >seine< Vergangenheit und >seine< Zukunft, und >seinen Tod< (Rilke) sterbend rundet der Mensch >sein< Leben zu einem in sich geschlossenen Ganzen.“ (Frankl, 2005, S. 138, Apostrophierungen im Original) Die Logotherapie Frankls sieht das Menschsein des Einzelnen im Zeitfluss, der sich zwischen Zukunft, Gegenwart und Vergangenheit entwickelt. Das Bewusstsein der Endlichkeit ist mit der Zeitlichkeit des Lebens verwoben. Der

Mensch hat Lebenszeit; er verfügt jedoch nicht über alle Zeit der Welt. Die Frage: Wer will ich sein?, erhält ihren konkreten Zuschnitt durch die Betrachtung des endlichen Zeitflusses als der wesentlichen Dimension persönlicher Entwicklung.

4.3 Leben in der endlichen Zeit

Die Aufsatzsammlung „Der Wille zum Sinn“ (Erstausgabe 1972) enthält einen Beitrag zur „Vergänglichkeit des Daseins“ (Frankl, 1991, S. 47–57). Dort stellt Frankl seinen **Zeitbegriff** im Bild der Sanduhr vor (**Abbildung 4-2**).

Er verweist darauf, dass sich das Symbol der Sanduhr vom Gebrauch der Sanduhr unterscheidet: „Die Zeit ... und das gehört zu ihrem Wesen, ist nicht umkehrbar, sie ist irreversibel.“ (Frankl, 1991, S. 49) Eine reale Sanduhr kehrt man um, wenn der obere Kolben leer ist. Wenn der Sand blockiert, kann man ihn durch Schütteln lockern. Beides ist mit der vorgestellten Sanduhr nicht möglich. Sie dient nicht als Zeitmesser, sondern ist ein Symbol für den Fluss der Zeit. Der Sand rinnt vom oberen in den unteren Kolben der Uhr. Der Vorrat an Sand in der Uhr ist wie die Lebenszeit des Menschen begrenzt. Irgendwann ist der gesamte Sand unten angekommen. Der obere Kolben ist leer.

Was sagt das Bild der Sanduhr über die Vorstellung der Zeit für das Selbstbild?

Die *Zukunft* enthält die Möglichkeiten in disponierbarer Form. Es ist noch unentschieden, welche Möglichkeiten zur Wirklichkeit werden. Das Selbstbild wird in der Dimension des Lebensentwurfes sichtbar.

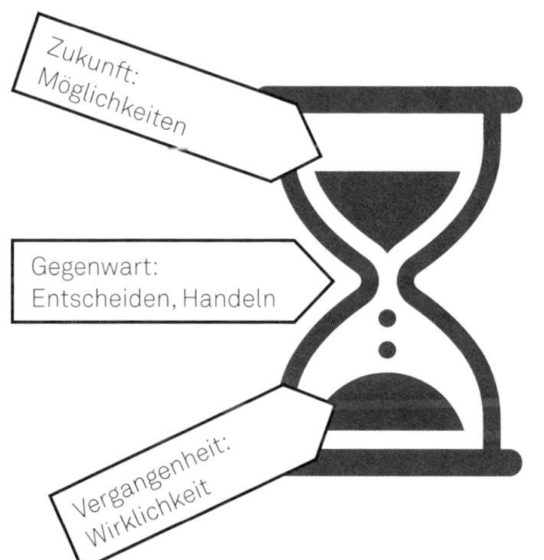

„im oberen Teil hätten wir dann die Zukunft vor uns, das was noch kommt – den Sand, der durch die enge Stelle der Sanduhr erst noch hindurchfließen wird,

im unteren Teil die Vergangenheit, das was schon gewesen ist – den Sand, der die enge Stelle schon passiert hat;

diese Enge selber jedoch stellte die Gegenwart dar.“ (Frankl, 1991, S. 48)

Abbildung 4-2: Zeitbegriff nach Frankl (1991).

Die verwirklichten Möglichkeiten bilden die *Vergangenheit*. Jene umfasst das, was im Leben Wirklichkeit geworden ist. Das Selbstbild ist in dieser Hinsicht das Bild des gelebten Lebens. Die Vergänglichkeit des Lebens ergibt sich aus dem Zeitfluss von der Zukunft, in der noch alles möglich ist, zur Vergangenheit, in der nichts mehr möglich, sondern alles wirklich geworden ist. Was vergangen ist, bildet die Lebensgeschichte im Selbstbild eines Menschen.

Der Sand im unteren Kolben der Uhr hat die Engstelle zwischen den Kolben, die *Gegenwart*, passiert. Sie umfasst die Zeit der Wahrnehmung des Möglichen, der Auswahl dessen, was gelebt werden soll, und der Entscheidung für die Möglichkeit, die dadurch zur Wirklichkeit wird. Die Gegenwart ist die Zeitspanne der Entscheidung und des Handelns. Sie ist die Zeit der Lebensführung. Das Selbstbild zeigt sich in der Aktualität der Gegenwart.

Lebensführung überführt durch Entscheidungen, Verhalten und Handlungen in der Gegenwart die Möglichkeiten, die sich in der Zukunft zeigen, in die Wirklichkeit der Vergangenheit. Die Logotherapie legt deshalb großen Wert auf die Gegenwart. Denn da entscheidet der Einzelne, welche Möglichkeiten er umsetzt und dadurch zur Wirklichkeit seines Lebens macht. Die Zeit fließt von der Zukunft als Möglichkeitsraum über die Gegenwart als Zeitspanne der Entscheidung in die Vergangenheit, den Wirklichkeitsraum. In diesem Kontext vollzieht sich das individuelle Leben. Jeder kann sich seine Vergangenheit (Erinnerung) und die mögliche Zukunft (Vorausschau) vergegenwärtigen – und Verantwortung für das gelebte Leben übernehmen.

Die Annahme einer Kausalität zwischen der Vergangenheit und der Gegenwart ist aufgrund des Entscheidungscharakters der Gegenwart wenig sinnvoll. Auch wenn der Einzelne bei der Betrachtung seiner biographischen Vergangenheit ein Versäumnis, eine Fehlentscheidung, eine vorschnelle Bewertung entdeckt, kann er das nicht mehr ungeschehen machen. Was geschehen ist, ist bereits Wirklichkeit. In der Gegenwartsperspektive verbleibt aber immer die Möglichkeit, verändert zu den biographischen Gegebenheiten Stellung zu nehmen, sie anders zu bewerten und neue Folgerungen für das jetzige Leben daraus zu ziehen. Die Logotherapie geht also – im Unterschied zu psychodynamischen Psychologiemodellen – nicht von einer biographischen Kausalität aus: Was vergangen ist, kann nicht Ursache sein für das, was in der Gegenwart passiert. Gegenwärtiges Empfinden, Tun oder Unterlassen ist deshalb nur teilweise durch die biographische Vergangenheit erklärbar. Die Vergangenheit beeinflusst zwar durch Prägungen, durch Entscheidungsfolgen das gegenwärtige Leben. Vergangenes gehört aber eher zu den Aufgaben, mit denen sich der Einzelne in der Gegenwart seines Lebens auseinander zu setzen hat. So vermag er sich beispielsweise mit den Folgen falscher Entscheidungen konfrontiert sehen. Die Konfrontation fordert eine aktuelle Stellungnahme zu diesen Folgen, um Schaden zu begrenzen, alternative Wege zu beschreiten oder mit den problematischen Konsequenzen leben zu lernen. Er trifft immer wieder auf Verhaltensweisen, die er in der Vergangenheit erlernte und die sein gegenwärtiges Verhalten prägen. Deshalb kann es eine wichtige Aufgabe in der biographischen Arbeit mit Sterbenden sein, zu fragen: Wie gehe ich jetzt, in meinem letzten Leben, mit den problematischen oder sogar destruktiven Folgen bestimmter Lebensentscheidungen um? Was machen erlernte Überzeugungen, kognitive Glaubenssätze, trainierte Gefühlsreaktionen immer noch mit mir?

Beispiel einer existenziellen Lebensbetrachtung (nach Riedel, 2017a, S. 28 f.):

Eine Frau, 60 Jahre alt geworden, lebt seit wenigen Tagen mit einer terminalen onkologischen Diagnose im Hospiz. Sie hadert schwer mit dem Sterben. Über Sterben und Tod will sie nicht sprechen. Deshalb lässt sie kaum Besuche zu. Sie beklagt, sich ein Berufsleben lang abgearbeitet zu haben, ohne dass sie jetzt den Ertrag dieser Leistung genießen könne.

Die folgende Darstellung (**Tabelle 4-1**) stellt die Situation des Hospizgastes in kausaler und sinnorientierter Betrachtungsweise nebeneinander.

Der Unterschied zwischen der kausalen und der sinnorientierten Betrachtungsweise ist deutlich: Aus der kausalen Verknüpfung zwischen der Lebensarbeit und dem augenblicklichen Zustand wird der *Anspruch* auf das Ergebnis der Lebensleistung abgeleitet. Weil der Anspruch nicht erfüllt wird, erscheint das gegenwärtige Leben zusammen mit der Lebensleistung als wert- und sinnlos. Alles ist Leiden. Das gute Leben ist verpasst. Stattdessen bleibt die Einsicht, dass die viele Arbeit die lebensbedrohliche Krankheit verursacht hat.

Die sinnorientierte Betrachtung der Lebenslage gesteht das Leiden an der Lage in vollem Umfang und samt der schweren Symptomlast ein. Die verzichtvolle Lebensleistung zugunsten eines angenehmen Ruhestands wird als Folge der persönlichen Entscheidung gesehen. Die Entscheidung für die viele Arbeit erscheint als Motiv für den ständigen Verzicht und das Verschieben des Genusses auf den Ruhestand. Das Ergebnis kann so als gute Vorsorge für das Alter durch das ersparte Vermögen bewertet werden. Das arbeitsreiche Leben behält seinen Wert. Der Ertrag bleibt sinnvoll verwendbar. Diese Lage bedarf erneut einer abgewogenen Entscheidung. Das soziale Engagement des Gastes wird in das Bedürfnis nach

Tabelle 4-1: Betrachtungsweisen der Situation des Hospizgastes

Situation	Kausale Betrachtung	Sinnorientierte Betrachtung
„Ein ganzes Leben lang habe ich gearbeitet. In den Jahren nach den Kindern sogar wieder in Vollzeit. Für den Ruhestand sollte so viel Geld da sein, dass mein Mann und ich es uns richtig schön machen können.“	Durch die Arbeitsleistung im Leben erwarb ich ein Anrecht auf einen angenehmen Ruhestand. Dafür habe ich viel in Kauf genommen. Jetzt fühle ich mich um meinen Lohn gebracht.	Es war meine Entscheidung, durch meine Arbeitsleistung für die Grundlage eines angenehmen Ruhestands zu sorgen. Ich nahm dafür viel in Kauf. Jedenfalls haben wir ein Vermögen erspart. Wofür kann es jetzt gut sein?
„Und jetzt kommt so was, … dass ich im Hospiz bin. Dass ich wertlos bin. Einfach nichts mehr tauge. Dass aus mir nichts mehr wird.“	Die schwere Erkrankung ist ungerecht. Denn sie entwertet meine Lebensleistung. Weil ich jetzt krankheitsbedingt nichts mehr wert bin, war alles umsonst, die Arbeit der früheren Jahre und die Zeit jetzt. Anstrengung und Verzicht waren sinnlos. Hätte ich mir doch schon während der beruflichen Zeit mehr gegönnt.	Meine Erkrankung nimmt mir die Möglichkeit, den Ruhestand in der erhofften Weise zu verbringen. Das empfinde ich als sehr schlimm und belastend. Dennoch: Mit meiner Arbeit habe ich gut vorgesorgt. Es ist jetzt, nachdem alles anders ist, die Frage, was ich aus der guten Vorsorge mache?
Sie führt ihren Zustand darauf zurück, dass sie sich aufgearbeitet habe. Sie habe sich zu viel zugemutet. *„Immer war ich für andere da, für meine Kinder natürlich, aber auch in der Arbeit, jahrelang im Betriebsrat. Dafür erhalte ich gerade die Quittung.“*	Das harte Berufsleben ist die Ursache für die jetzige, lebensbeendende Erkrankung. Hätte ich mir mehr Freizeit, mehr Schönes gegönnt und mich nicht immer für die anderen kaputt gemacht, dann ginge es mir besser. Was habe ich denn jetzt davon, dass ich mich einsetzte? Ich bin krank, führe ein schreckliches Leben. Die Schmerzen kann mir niemand abnehmen.	Es fällt mir schwer, zu überlegen, was ich in meiner Lage machen kann. Ich muss mit meinem Mann besprechen, wie wir mit meinem Ersparten umgehen. Ich würde es gern meinen Kindern schenken. Dann hätten wenigstens sie etwas davon. Ich würde mich freuen, mal Arbeitskolleginnen zu sehen, auch wenn ich mich hilflos fühle.

Kontakt mit den früheren Arbeitskolleginnen umgeformt, auch wenn er sich dabei in seinem als hilflos empfundenen Zustand zeigen muss.

Die sinnorientierte Betrachtungsweise hält den Blick für die zuständlich beschränkten Möglichkeiten (Zukunft) und gegenwärtigen Freiräume zur Gestaltung der Lebenszeit offen. Die Mühe der Vergangenheit behält ihren Wert, weil sie als Folge einer individuellen Entscheidung gesehen wird. Mit jener wird kein Anspruch oder Anrecht verbunden. Damit fällt es der Betroffenen leichter, auch im letzten Leben frei zu agieren und über das mühevoll erarbeitete Vermögen zu entscheiden. Dies ist eine wichtige Bedingung für die Bewahrung der gelebten Würde der Person. Die Möglichkeit für Entwicklung bleibt offen: Großzügigkeit und Kontaktbereitschaft werden im geschilderten Beispiel als lebbare Wertmöglichkeiten entdeckt.

4.4 Lebenszeit als Raum für Werte

Das Beispiel des Hospizgastes verweist neben dem Zusammenhang zwischen Zeit und Entscheidung auf eine andere wichtige Dimension am Menschenbild der Logotherapie, den Zusammenhang der Werte. Sinn und Werte sind aus der Sicht Frankls eng miteinander verbunden. An den Werten, zu denen der Einzelne einen präreflexiven, intuitiven Zugang hat (Frankl, 1986), orientiert er sich bei der Sinnfindung. Auf drei Hauptstraßen lässt sich Sinn finden (Frankl, 2007, 2005). Wenn ein Tun oder ein Erleben als wertvoll wahrgenommen wird, fühlt sich der Einzelne dadurch angezogen. Die Attraktivität (Anziehung) setzt im Menschen Energie dafür frei, was wertvoll ist, zu verwirklichen. „Werte sind also Gründe für Sinnerkenntnis und Gründe für Sinnerfahrung." (Böschemeyer, 2003, S. 22)

Blicken wir noch einmal auf das Beispiel des Hospizgastes. Dessen Wertvorstellung eines sorgenfreien und erlebnisreichen Ruhestandes hatte ihn bis zu seinem Abschied aus dem Berufsleben zu enormer, kontinuierlicher Leistung und auch zu manchem Verzicht motiviert. In vielen Lebensaugenblicken hielt die Dame es für das Sinnvollste, Ressourcen für den ersehnten Ruhestand zu schaffen. Durch die Erkrankung veränderte sich die Bewertung der Arbeitsleistung und der Erlebniserwartung. Sie hatte sich durch einen Erlebniswert, Genuss der berufsfreien Lebenszeit, motiviert. Jener bricht durch die Erkrankung zusammen. Das zog die Entwertung ihrer gesamten Lebensleistung nach sich, die sie zur Entwertung ihrer Person erweiterte. Sie fühlte sich um ihr Lebenswerk und die Lebenszeit betrogen.

Auf der Grundlage logotherapeutischer Menschenbildannahmen lässt sich die enttäuschte Verzweiflung des Hospizgastes als Krisensituation einsichtig machen, in der sich eine neue Entscheidungsmöglichkeit auftut. Die Gesprächsgrundlage für die Konfrontation mit der verzweifelten Frustration des Hospizgastes bildet die Theorie der Werte in ihrer logotherapeutischen Fassung.

Zuerst zeichne ich deshalb die **Theorie der Werte in der Logotherapie** nach und beziehe sie dann auf das Fallbeispiel:

Werte sind Beweggründe zum Leben. Sie orientieren den Menschen in der Sinnfindung; denn Werte zeichnen bestimmte Situationen und Bereiche der individuellen Lebenswelt vor anderen aus. Sie ziehen den Sinnsuchenden an und setzen in ihm die Willensenergie frei, mit der er die Herausforderung wahrnimmt, den Sinn einer Tätigkeit oder des Erlebens zu verwirklichen. Die individuelle Sinnverwirklichung besteht in der Entscheidung für die „wertvollste Möglichkeit einer Lebenslage“ (Längle, 2011, S. 33f.).

Auf das Beispiel des Hospizgastes geblickt heißt das: Die zentralen Werte des gewählten Lebens sollten Sorgenfreiheit und die Erlebnismöglichkeiten im Ruhestand ein. Diese Werte motivierten in ihrem Leben bis zum Ruhestand viele für die Dame sinnvolle Entscheidungen. Sie nahm die Doppelanstrengung von Familie und Beruf auf sich. Sie investierte viel Energie in eine späte berufliche Karriere. Sie verzichtete, nach dem die Kinder selbstständig lebten, auf Vieles und legte das so Ersparte für den Ruhestand an. Die Fokussierung auf die zentralen Werte, Sorgenfreiheit und Erleben in der Zeit nach dem Berufsleben, führte zu einer Unterordnung vieler anderer Werte. Sie übersah durch die Engführung die Möglichkeit, dass das Leben auch anders als vorgestellt verlaufen könnte. Die onkologische Diagnose unterbrach den von den beiden Hauptwerten geleiteten Lebensplan. Als sich der Tumor einer Therapie unzugänglich herausstellte, brach mit den leitenden Werten der Sorgenfreiheit und des Erlebens auch der Lebensentwurf zusammen und mit dem Lebensentwurf das Selbstbild, das die Sterbende bis dahin von sich entwickelt hatte: ein zuverlässiger, leistungsstarker und hilfsbereiter Mensch zu sein. Der Hospizgast lernte durch die werttheoretische Psychoedukation verstehen, was sich in seinem Leben tatsächlich ereignet hatte. Er verstand, was die Tumordiagnose so schockierend machte: Das Wertekonzept, das das anstrengende und leistungsorientierte Leben bisher aufrechterhalten hatte, erschien durch die Erkrankung zusammengebrochen. Wofür die Dame bisher gelebt hatte, war wertlos geworden. Denn für das Erleben schien es jetzt keine Zeit mehr zu geben. Sie selbst fühlte sich buchstäblich entwertet. Sie hatte aus ihrer Sicht „alles falsch gemacht“. Auf ihrem bisherigen Selbstbild lag ein dunkler Schatten, der sich über alle Lebenswerte ausbreitete.

Werte bilden das basale Grundverhältnis des Menschen zum Leben ab. Das Grundverhältnis zum Leben besteht – erstens – in der produktiven Arbeit, im Erbringen von Leistungen, in kreativen Akten. Die Leistungswerte motivieren zur aktiven Lebensgestaltung. Zweitens verhält sich der Mensch im Erleben zum Leben. Das Erleben kann Genießen in allen seinen Formen sein. Es entfaltet sich in der

Freundschaft und in der Liebe. Erleben umfasst auch die kontemplative, betrachtende, nachsinnende Begegnung mit dem Leben. Frankl sieht in den Leistungs- und Erlebniswerten diejenigen Werte, die mit der vitalen und emotionalen Basis der Persönlichkeit verbunden sind.

> „Was ich brauche, um schöpferische Werte zu verwirklichen, sind letzten Endes irgendwelche Talente: die muß ich jeweils haben; wenn ich sie aber habe, dann muß ich sie nur gebrauchen. Um Erlebniswerte zu verwirklichen, brauche ich ebenfalls bloß etwas, das ich bereits besitze, nämlich die entsprechenden Organe: meine Ohren – um eine Symphonie zu hören –, meine Augen – um ein Alpenglühen zu sehen – usw." (Frankl, 2005, S. 203).

Auch gegenüber diesen beiden basalen Wertbereichen muss sich der Mensch entscheiden, zu deren Verwirklichung und zum Gebrauch seiner Fähigkeiten dafür.

Was bedeutet das für die Werthaltung des Hospizgastes?

Der leitende Wert war das sorgenfreie Erleben des Ruhestandes. Um das zu ermöglichen, erhielt für das Berufsleben der Wertebereich der Leistung einen hohen Rang. Was unterscheidet beide Bereiche im Wertekonzept des Hospizgastes voneinander? Der Erlebniswert wirkte aus der Zukunft in die Gegenwart des Hospizgastes hinein. Zukunft stellt sich als die Zeitdimension der Möglichkeiten dar, die erst noch verwirklicht werden sollen oder können. In der Gegenwart verwirklichte die Dame Leistungswerte, wodurch sie die Grundlage für die Verwirklichung der Erlebniswerte im Ruhestand schaffen wollte. Der *kognitive Fehler* bestand darin, dass sie den Leistungserfolg im Berufsleben zunehmend als sichere Bedingung für das Erleben im Ruhestand verstand. Sie übersah, dass der sorgenfreie, erlebnisreiche Ruhestand nur eine der künftigen Möglichkeiten sein kann. Die kausale Annahme, dass die gegenwärtige Leistung künftigen Erfolg garantiert, verleitete sie zu einer trügerischen Sicherheit. Die Zeitdimensionen Gegenwart und Zukunft folgen nicht als kausaler Zusammenhang aufeinander. Anders: Mit der Leistung in der Gegenwart konnte sie lediglich Entscheidungsgrundlagen für künftige Möglichkeiten schaffen. Der Wertezusammenhang hebt den Zeitfluss nicht auf, sondern fördert die Aufmerksamkeit für unterschiedliche künftige Möglichkeiten. Er kann auch die Umbewertung vergangener Lebensereignisse einleiten. Zugleich zeigt die Fallerzählung des Hospizgastes, dass das menschliche Leben nicht durch die beiden basalen Wertbereiche Leistung und Erleben vollständig erfasst werden kann. Das hat mit der Zeitlichkeit des Lebens zu tun.

„Das Wertgesichtsfeld verändert sich, die Möglichkeit, Sinn zu finden, nicht.“ (Böschemeyer, o. J., S. 155) Die Werteschwerpunkte verändern sich mit der Zeit, auch durch die zeitabhängigen Gegebenheiten. „Das Leben verlangt vom Menschen diesbezüglich eine ausgesprochene Elastizität, eine elastische Anpassung an die Chancen, die es ihm gibt.“ (Frankl, 2007, S. 91) Die zeitgenössische Neuropsychologie verweist auf die lebenslange Plastizität des Gehirns, seine Lernfähigkeit, die dem Menschen Verhaltensanpassung auch an Alter und Krankheit ermöglicht (Graham, 2014; Cozolino, 2017; Hanson, 2018). Im Laufe der Lebensgeschichte verändert sich im Zeitfluss auch das Wertesystem des Einzelnen. Die Zeitdimension Zukunft nimmt ab, die Zeitdimension Vergangenheit erweitert sich. Mit der Zeit verschiebt sich auch die lebensthematische Mitte des Menschen. Das wirkt sich auf die Priorisierung der Werte aus. Das „Wertgesichtsfeld“ verändert sich mit dem gelebten Leben.

„Werte sind dynamische Größen.“ (Längle & Bürgi, 2014, S. 161; kursiv durch C. R.) Sie erschöpfen sich nicht in einem bestimmten Niveau persönlicher Leistung und individuellen Schaffens. Dieser Wertbereich verändert sich mit der Veränderung der Leistungsfähigkeit, durch das Alter, im Ruhestand, durch Leid und Krankheit. Die Priorisierung des Erlebens gelingt dabei nicht immer. Auch die Erlebniswerte unterliegen der Veränderung. Erlebt der Einzelne sich in der Verwirklichungsmöglichkeit oder -fähigkeit beider Wertbereiche stark eingeschränkt, wird eine dritter Typ von Werten überlebenswichtig: die Werte der Einstellung. Sie befähigen den Menschen dann zur Selbstgestaltung, wenn die Wirksamkeit auf die Lebenswelt abnimmt oder nicht mehr möglich ist. Die Fähigkeit, eine persönliche Einstellung in Situationen zu erarbeiten, die den Einzelnen mit Leid, schwerer Krankheit, den Folgen schwerwiegender Lebensereignisse und letztlich mit der individuellen Sterblichkeit konfrontieren, wird in der Logotherapie als *Einstellungsarbeit* gesehen. Durch Einstellungsarbeit gestaltet der Mensch nicht vorwiegend die Lebenswelt, sondern er gestaltet seine Persönlichkeit, sich selbst, indem er die Lage in ihrer Gegebenheit aushält, vielleicht sogar akzeptiert und sich selbst darin annimmt. Lukas (1993, S. 137) wies darauf hin, dass es auch „Lebensgeschenke“ sein können, die ungeplant, ohne allzu intensives persönliches Zutun gewährt werden. Ohne die entschiedene Affirmation dessen, was wie selbstverständlich und ohne persönliches Zutun sich im Leben wertvoll auswirkt, ist das Tiefengefühl von Selbstwert, Lebenswert und Würde kaum möglich. Solidarisch mit Menschen, denen diese Affirmation in Ermangelung solch unverdankter Selbstverständlichkeit gerade nicht möglich ist, persönliche Lebensgeschenke zu teilen, macht eine konstruktive Einstellung zu den Lebensgegebenheiten aus. Die dritte logotherapeutische Wertekategorie

umfasst also die Werte der Einstellung zu Lebensgegebenheiten, die außerhalb eigener Verantwortlichkeit die persönliche Freiheit bereichern oder mit schwerem Leid konfrontieren. Die persönliche Verantwortung besteht in der Freiheit, sich für die Akzeptanz der Gegebenheiten zu entscheiden und sich ihnen aus innerer Freiheit heraus anzupassen. „Alle Entscheidung ist Selbstentscheidung, und Selbstentscheidung allemal Selbstgestaltung." (Frankl, 2005, S. 204) Selbstgestaltung durch die Verwirklichung von Einstellungswerten ist eine situative Lernaufgabe des Menschen. Erst wenn er mit leidvollen Gegebenheiten oder „Lebensgeschenken" konfrontiert ist, fühlt er sich aufgerufen, seine höchstpersönliche Einstellung dazu zu entwickeln.

Den dritten Wertetyp neben den Leistungs- und Erlebniswerten, die Einstellungswerte, erschloss sich der Hospizgast, auf den wir noch einmal blicken, erst, als er die Fusion, die Unzulässigkeit der kognitiven Verknüpfung zwischen Leistung im Beruf und sorgenfreiem Alter verstanden und eingesehen hatte. Die Dame wurde durch die onkologische Diagnose mit einer Möglichkeit des Lebens konfrontiert, die nicht zu ihrem Plan gehörte. Die Veränderbarkeit des Lebensplans erkannte sie durch die Erarbeitung einer Einstellung zu ihrem derzeitigen Leben im Hospiz. Sie konnte allmählich ihr gegenwärtiges Leben als das letzte Leben sehen. Von ihrer Bewertung der neuen Lage würde es abhängen, ob sie das letzte Leben führen und sich darin als wertvoll erleben wolle. Ihr wurde die Entscheidungslage klar. Auf ihre Einstellung zu ihrem Leben, so wie es sich jetzt zeigte, würde es ankommen.

Zusammenfassung

Werte sind starke Motive zum Leben. Sie orientieren den Einzelnen bei der Sinnfindung, indem sie das Grundverhältnis zum Leben durch drei Werttypen strukturieren: Leistung und Erleben als Wirksamkeit des Einzelnen auf seine Lebenswelt, Einstellung gegenüber Gegebenheiten des Lebens als Selbstgestaltung der Persönlichkeit. Werte appellieren als Aufrufe an den Einzelnen zur Sinnsuche. Sie ermöglichen Affirmation durch die Wertzuschreibung von Situationen, Gedanken, Begegnungen. Attraktiv wirken Werte als Motive für Handlungen, Erleben und Einstellungen. Werte erhalten somit die Lebensgrundspannung aufrecht: „Die Werte ziehen mich an, aber sie treiben mich nicht an. Für die Verwirklichung von Werten entscheide ich mich in Freiheit und Verantwortlichkeit, zur Verwirklichung von Werten entschließe ich mich, der Welt der Werte erschließe ich mich" (Frankl, 2005, S. 179). Werte sind für die Lebensführung des Menschen unabdingbar.

4.5 Persönliche Entwicklung

Werte erscheinen als Medien für die Führung des Lebens durch die Zeit. Sie sind wesentliche Faktoren für die Persönlichkeitsentwicklung des Einzelnen. Innerhalb des Lebenszeitflusses durchlebt der Einzelne verschiedene Bilder seiner Entwicklung, die sich unterschiedlich auf dessen Werte beziehen (Riedel, 2011):

- *Herkunftsbild:* Dieses Bild umfasst die individuelle Vergangenheit. Dazu gehören aus logotherapeutischer Sicht nicht nur Kindheit und Jugend, sondern auch die größeren Abschnitte der Lebensspanne, die möglicherweise bereits zur individuellen Vergangenheit geworden sind: das Erwachsenenleben, der Übergang in den Ruhestand, das Alter. Das Herkunftsbild umfasst die Werte, die sich bewährt haben.
- *Zustandsbild:* Es ist das Bild des gegenwärtigen Lebens und insofern das Bild des momentanen Lebensvollzuges. In ihm zeigen sich die augenblickliche Freiheit und Verantwortlichkeit für das Leben, der gegenwärtig geltende Wertezusammenhang, die sinnvollen Aufgaben. Das Zustandsbild lebt von der Lebensgrundspannung des Einzelnen. Das Zustandsbild zeigt dem Einzelnen das Bild seiner aktuellen Lebensführung.
- *Zukunftsbild:* Dieses Bild erschließt die Möglichkeiten des Einzelnen. Es umfasst die Fülle der Sinnangebote, die in den Möglichkeiten liegen. Die Werte, die mit den Lebensentwürfen und Zielvorstellungen verbunden sind, bilden eine Art Wahrnehmungsfilter für die einzelnen Möglichkeiten, die der Betroffene verwirklichen will. Sie regen die Lebensführung dazu an, in der Entscheidung für Möglichkeiten Wirklichkeit herzustellen.

Die individuelle Entwicklung im Zeitfluss des Lebens, die sich dem Herkunfts-, Zustands- und Zukunftsbild zuordnen lässt, wird durch vier existenzielle *Grundmotivationen* (Längle, 2021) aktiviert und aufrechterhalten

- dem *Können* oder dem Weltbezug,
- dem *Mögen* oder dem Lebensbezug,
- dem *Dürfen* oder dem Selbstbezug und
- dem *Sollen* oder dem Sinnbezug.

Sie hängen strukturell mit wertorientiertem Menschsein zusammen. Denn für jede Grundmotivation kann sich der Einzelne an Leistungs-, Erlebnis- oder Einstellungswerten orientieren. Die Wertorientierung hilft dem Einzelnen bei der Frage, welcher Sinn für ihn im jeweiligen Können, Mögen, Dürfen oder Sollen gegeben ist. Möglicherweise ergibt sich aus der Sinnsuche auch ein Wechsel in der

Grundmotivation. Längle und sein Team haben dies für die logotherapeutische Anthropologie und Praxis ausgearbeitet (Längle & Bürgi, 2014).

Die folgende Übersicht (**Tabelle 4-2**) ergänzt die vier Grundmotivationen durch Fragen, mit denen die jeweilige Motivation erschlossen werden kann. Jene sind bewusst in der „Erste-Person-Perspektive" gehalten. So können sie Betroffene sich als Ausgestaltung der leitenden Frage vorlegen: Wer will ich sein?

Tabelle 4-2: Die vier Grundmotivationen

Grundmotivation	Beschreibung	Fragen
Können	Möglichkeiten, Fähigkeiten des Menschen, die das Schaffen, Lassen und die Hingabe, sowie auch Verhinderung und Verweigerung umfassen	Lebe ich mehr auf der Seite der Möglichkeiten – oder eher auf der Seite der Vermeidung? Wieviel Raum gebe ich dem, was mir wichtig ist im Leben? Von wem oder wovon lasse ich diesen Raum einschränken?
Mögen	Bedürfnisse und Interessen des Menschen, die aktive Zuwendung und Vermeidung umfassen, welche aggressiv oder resignativ sein können	Wo lebe ich auf? Wieviel Raum kann ich dem geben, was ich mag? Steht hinter dem, was ich mag, ein mir wichtiger Wert? Wofür bringe ich Zeit auf? Ist es für das, was ich auch mag?
Dürfen	Erlaubnis zum Leben, sowie Erkennen und Akzeptieren von Grenzen	Geht es in meinem Leben auch um mich? Stehe ich zu mir? Wo tue ich mich schwer, wo leicht, mich abzugrenzen? Wo ist es mir möglich, so zu sein, wie ich bin? Wo ist es auch erwünscht?
Sollen	Aufmerksamkeit für Aufgaben und Empfänglichkeit für Sinn und Werte, sowie Verantwortlichkeit und Verzicht	Will ich für das leben, was ich tue und was ich erlebe? Woran orientiere ich mich? Wo erlebe ich mich derzeit als gefordert vom Leben? Wo werde ich gebraucht? Hat das, was gerade passiert, mit meinem Leben zu tun? Wie könnte daraus etwas Wertvolles entstehen?

Ein Fallbeispiel aus der Hospizarbeit

Eine Sterbende wünscht sich so sehr, jeden Tag mit einem Glas Sekt zum Frühstück zu beginnen (Mögen). Sie erlaubt sich diesen Wunsch aber nicht, aus Sorge um die Wechselwirkung zwischen Medikation und Alkohol (Dürfen).

Andererseits würde sie gerade mit dem Blick auf die Begrenztheit des Lebens jeden Tag durch den Sekt würdigen: Sekt als individuelles Symbol für den Wert gerade dieses Tages. Sie empfindet es als sinnvoll, für sich so den Wert ihrer letzten Lebenstage erlebbar zu machen. Also leitet sie daraus ein Sollen ab: die Kostbarkeit dieser Tage zu erleben, nimmt sie als sinnvolle Aufgabe wahr (Sollen). Da die Sterbende noch in der Lage ist, den Sektgenuss selbst zu bewerkstelligen (Können), entschließt sie sich für das tägliche Glas Sekt zum Frühstück.

Das Gespür und das Bewusstsein der individuellen Grundmotivation für das Leben verbindet den Einzelnen mit seinem persönlichen Wertesystem. Welchen Raum jemand dem Wichtigen in seinem Leben gibt, wofür er Zeit aufbringt, wie er zu sich und seiner Lebensführung steht, woran er sich grundsätzlich orientiert, das erschließt er sich durch die jeweiligen Werte, die er affirmiert. Die Lebensmotivation wird also durch die Werte getragen, denen der Einzelne zustimmt. Dadurch individualisiert sich das allgemeine Menschenbild (mögliche lebbare Werte) zum persönlichen Selbstbild (tatsächlich affirmierte und gelebte Werte).

Diese Konkretisierung verweist auf die Bedeutung der *Personalisierung des Würdebegriffes* in der Hospizarbeit. Die Individualisierung der grundsätzlichen und allgemeinen Würde des Menschen zur *persönlichen Würde eines bestimmten Menschen* ist entscheidend für die hospizliche Begleitung. Begleitende verleihen den Betroffenen dadurch erlebbares Ansehen, dass sie ihn als den Einzelnen in seiner konkreten Würde wahrnehmen. Je nachdem, wie jemand angesehen wird, gewinnt er für sich Ansehen (Böschemeyer, 2003, S. 127f.). Das bestätigt auch die Strategie der „Kontaktreflexionen“ in der Prä-Therapie nach Prouty et al. (2011). Wenn jemand affektiv mit mir in Kontakt tritt, indem er meine Gefühle und Stimmungen wahrnimmt, erlebe ich mich mit der Zeit in Kontakt mit mir selbst. „Affektiver Kontakt ist immer Kontakt mit dem ‚Selbst‘.“ (Prouty et al., 2011, S. 36)

Für das vorhergehende Beispiel heißt das: Die Sterbende war es sich wert, den Tag mit einem Glas Sekt zu beginnen und sich dadurch zu würdigen. Das Glas Sekt ist mehr als ein Morgenritual. Vielmehr affirmiert die Dame damit ihre Genussfähigkeit (Mögen), ihre Leistungsfähigkeit (Können) und erlaubt sich (Dürfen), ihr Leben jeden Morgen in diesem Wertezusammenhang zu sehen. Das drückt ihre individuelle Würde aus, ganz unabhängig von der grundsätzlichen Würdezuschreibung aus ihrem Menschsein. Sie lebt ihre Würde, die ganz in ihr selbst, in ihren Grundmotivationen begründet ist. Wenn ihre Hospizbegleiterin, Angehörige oder Pfleger*innen sie im Genuss des morgendlichen Glas Sekts bestätigen, dann verleihen sie nicht dem Gast seine Würde, sondern sie *affirmieren* die wahrgenommene Würde, in der Gast sich den Wert des Tages gönnt.

Praxistipp

Im Laufe des Lebens verändert sich der Zugang zur persönlichen Würde, werden die Grundmotivationen unterschiedlich akzentuiert und angepasst. Damit verändert sich auch das Selbstbild eines sterbenden Menschen. So entsteht leicht eine Differenz zwischen seinem Selbst- und dem Fremdbild der Angehörigen. Deshalb ist es in der Sterbebegleitung wichtig, darauf zu achten, wie sich das Selbstbild des Betroffenen im letzten Leben zum Fremdbild seiner Angehörigen verhält. Gerade im letzten Leben passen Sterbende aufgrund der erheblichen Veränderungen ihr Selbstbild immer wieder an. Die „Mutti", das „Schatzl", das „Bruderherz" im Bild der Angehörigen oder Partnerinnen haben dieses Bild, von dem die Kosenamen sprechen, oft längst verlassen. Aus der nicht beachteten Reifung des Sterbenden in eine veränderte Selbstanschauung ergeben sich nicht selten erhebliche Irritationen, da Selbstbild und Fremdbild auseinanderklaffen. Wie der Sterbende von Angehörigen, Freund*innen, Pflegenden und Therapeut*innen angesehen wird, stimmt nicht mehr mit dem Bild überein, das er aktuell von sich gewonnen hat. Er fordert deshalb zuweilen ein anderes Ansehen oder verweigert sich dem Ansehen, das er gerade bekommt. Die Verniedlichung, die in den Koseworten enthalten ist, entstammt einer nun vergangenen Zeit. Der nahende Tod fordert nicht „Mutti" oder „Papi", sondern den ganzen Menschen mit seiner gesamten Geschichte und seiner Persönlichkeit. Das Muttersein, die Vaterschaft, die Partnerschaft oder die Geschwisterbeziehung, verändern ihr Gewicht im Selbstbild des Sterbenden.

Ein Sterbender sagt zu seinen beiden Töchtern regelmäßig, wenn sie ihn „Papilein" nennen: Ja, ich bin euer Vater. Jetzt bin ich ein alter, kranker Mann. Ob ich das will oder nicht. Und der soll jetzt seinen Tod hinbekommen.

Darin verdeutlicht sich die Selbstbildveränderung des Sterbenden, der sich nicht mehr vorwiegend als der Vater seiner Töchter sieht, sondern vor der für ihn essenziellen Aufgabe, den Tod hinzubekommen. Darin kann er unterstützt und begleitet werden. Denn auch in das letzte Leben spielen die vier Grundmotivationen hinein.

- Oft stellen sich Sterbende bang die Frage, ob sie denn *sterben können*?
- Das *Mögen* eröffnet eine immer wieder zu erlebende *Ambivalenz* zwischen zwei Wünschen, das Leben möge bald vorbei sein und es möge doch noch ein wenig weitergehen.

- Viele Sterbende ringen darum, sich das Sterben zu erlauben. Das *Sterben dürfen* machen einem nahestehende Menschen schwer, die an einem festhalten und am Leben halten wollen. Manchmal ist es das Versäumte, das aufgeschobene Unerledigte, unter das der Betroffene zögert, seinen Schlussstrich zu ziehen und es dem vergehenden Leben zu überlassen. Manchmal ist es die Liebe zum Leben, die wunderbaren Werterfahrungen von Leistung und Genuss, vom Erfolg und der Wertschätzung, die einem den Lebensabschied schwer machen.
- Das *Sollen*, das angesichts der Unausweichlichkeit des Todes als Müssen daherkommt, fordert der individuellen Freiheit eine schwere Entscheidung ab: den eigenen Tod zu bejahen und den Weg dahin, das Sterben, in Kauf zu nehmen und in der verbleibenden Freiheit zu gestalten.

In dieser Situation bedarf es einer ergänzenden Orientierung. Häufig wird bei sterbenden Menschen das *vierte Entwicklungsbild* neben dem Herkunfts-, Zustands- und Zukunftsbild übersehen, das deren Persönlichkeit und Würde geradezu begründet: das Wertbild.

4.6 Wertbild und Selbstbild: die Bedeutung der Liebe

Die Verantwortung für die Lebensgegenwart besteht darin, im Kontext geltender Werte diejenigen Möglichkeiten (Zukunft) auszuwählen oder zu denjenigen Gegebenheiten Stellung zu nehmen, die sinnvolle Lebensziele und damit eine personale Entwicklung des Menschen fördern. *Persönlichkeitsentwicklung* im Sinne der logotherapeutischen Menschenbildannahmen besteht also in der Auseinandersetzung mit

- der biologischen Konstitution: Genom, Physis,
- der psychischen Disposition: Charakter, Prägungen, kognitiv Erlerntes,
- den biographischen und sozialen Ereignissen: Lebensgeschichte, Zeitgeschichte.

Frankl (2005, S. 145) pointiert dies so: „Der Mensch ‚hat' Charakter – aber er ‚ist' Person." Demzufolge entwickelt sich der Mensch zur Persönlichkeit, indem er immer wieder zu den charakterlichen und Lebensgegebenheiten Stellung nimmt. „Die Charakterlage ist auf keinen Fall das Entscheidende; letztlich entscheidend ist vielmehr die Stellungnahme der Person. ‚In letzter Instanz' entscheidet somit die (geistige) Person über den (seelischen) Charakter, und in diesem Sinne lässt sich sagen: zuletzt entscheidet der Mensch über sich selbst." (Frankl, 2005, S. 145)

Das Selbstbild, das ein Mensch von sich gewinnt, hängt zum einen mit den Bewertungen zusammen, die von außen an ihn herangetragen werden (Fremdbild), zum anderen aus seinen physischen (Körperbild) und psychischen (Charakterbild) Merkmalen; zuletzt aber vor allem daran, wie sich der Einzelne zu den genannten Bildern *verhält*. Das Selbstbild erschöpft sich also nicht im Herkunftsbild (Der Apfel fällt nicht weit vom Stamm.), im Zukunftsbild (Was Hänschen nicht lernt, lernt Hans nimmermehr.) oder im Zustandsbild seiner konkreten Daseinsverfassung. Das Selbstbild ist immer auch ein *Entwicklungsbild*. Zwar kann der Einzelne weder die psychische noch die leibliche oder auch seine soziale Vergangenheit verändern. Er kann jedoch seine Einstellung dazu in der jeweiligen Gegenwart überprüfen und sich auf diesem Weg weiterentwickeln. Manchmal stoßen sich Menschen von Teilen der Vergangenheit ab. Manchmal fühlen sie sich von Vergangenem bestätigt und gestärkt. Manchmal begegnen sie vergangenen Lebensereignissen gelassen und können sie einfach sein lassen, wie sie eben waren. Darin ereignet sich Lebensführung. Es geht dabei um das *Verhältnis zum Selbstbild*. Kann jemand sein Selbstbild annehmen, ist die eine Frage, die auch in der Sterbebegleitung gestellt wird. Die andere heißt: Wie kann er sein Selbstbild annehmen? Wie erzählt er sich und anderen sein Leben? Kann jemand sich selbst so lieben, wie er sich erscheint?

Frankl kritisierte an diesen Fragen die Unmittelbarkeit zwischen der Persönlichkeit und dem Selbstbild. Aus seiner Sicht werden dabei die zwei *Selbstgestaltungspotentiale* der Selbsttranszendierung und Selbstdistanzierung übersehen. Durch sie setzt sich der Einzelne nicht direkt in Beziehung zu sich selbst, sondern zuerst in eine Beziehung zu seinem Wertezusammenhang und dadurch zu seiner Lebenswelt (**Abbildung 4-3**).

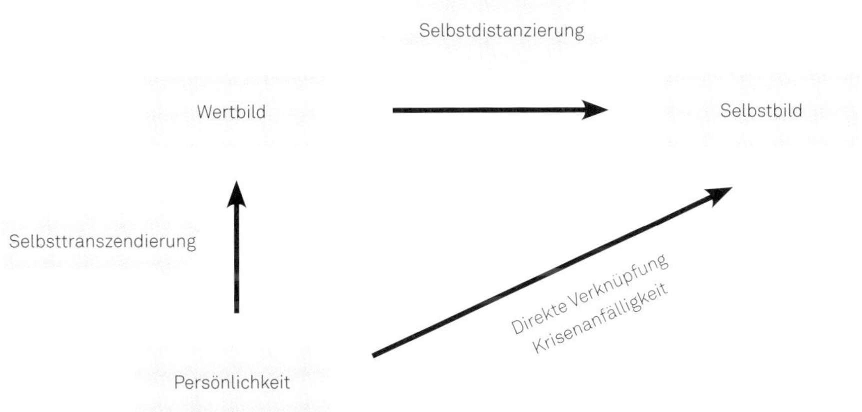

Abbildung 4-3: Selbstgestaltung

Merke

Eine Selbstbeziehung, die die Lebenswelt als Raum der Sinnfindung übersieht, ist krisenanfällig. Sie ist durch die Frustration gefährdet, die sich einstellt, wenn Bedürfnisse nicht direkt und sofort zufriedengestellt werden.

Der direkten Beziehung auf das Selbstbild stellt Frankl das intuitive Wertbild eines Menschen gegenüber. Damit ein Mensch in eine würdeorientierte Beziehung zu seinem Selbstbild kommt, bedarf er des persönlichen Wertbildes. Es vermittelt ihm eine Ahnung davon, wer er sein kann, wenn er das auch sein mag und sein darf. Im Wertbild erfasst der Einzelne „das, was er in seiner Einzigartigkeit und Einmaligkeit sein kann und können wird" (Frankl, 2007, S. 197). Das Wertbild kann nicht allein durch Selbsteinsicht, Selbstreflexion oder Selbsterfahrung gewonnen werden. Es zeigt sich vor allem in der existenziellen und wertschätzenden Begegnung mit einem anderen Menschen. Es setzt die wertschätzende Begegnung von Menschen voraus.

Frankl sieht in der *Liebe die Urform der wertschätzenden Begegnung*. Der Begriff Liebe wird nicht auf eheliche, erotisch-sexuelle oder freundschaftliche Liebe eingeschränkt. Liebe ist ein personaler (= geistiger) Akt. „Es gehört zur metaphysischen Rätselhaftigkeit des geistigen Aktes, den man Liebe nennt, daß in ihm aus dem Wesensbild eines geliebten Menschen dessen Wertbild abgelesen werden kann." (Frankl, 2007, S. 197). Die Liebe öffnet den Einzelnen für die Werte, die er leben kann. Sie zeigt ihm nicht nur die Werte, die er bereits lebt. „Die Liebe erhöht beim Liebenden die menschliche Resonanz für die Fülle der Werte. Sie schließt ihn auf für die Welt in deren Wertfülle; für das ganze ‚Wert-all'. So erfährt der Liebende in seiner Hingegebenheit an ein Du eine innere Bereicherung, die über dieses Du hinausgeht: der Kosmos wird für ihn weiter und tiefer an Werthaftigkeit ...; denn bekanntlich macht Liebe nicht blind, sondern sehend – wertsichtig." (Frankl, 2007, S. 179)

Liebe wird hier zuerst aus der Perspektive der Einstellungswerte gesehen, die den Menschen in ein bereicherndes und gestaltendes Verhältnis zu sich selbst bringen. Liebe gehört sodann zu den Erlebniswerten, in der erotischen und sexuellen Erfahrung, in der familiären Liebe und als freundschaftliche Liebe. Zuletzt ist sie auch ein schöpferischer Wert – in der Zeugung neuen Lebens oder in der künstlerischen, interaktiven Produktivität. Liebe ist das Phänomen, das an allen Wertbereichen teilhat und so die ganze Person betrifft. Insofern ist Begegnung für das logotherapeutische Menschenbild ein grundlegender Akt der Wertschätzung: wie Menschen einander begegnen, ist eine anthropologische Grundbedingung dafür, die Möglichkeiten zu sehen, zu denen jeder sich als Persönlichkeit entwickeln kann, wenn er es will. Denn in der wertschätzenden Begegnung erlebt er sich in allen Entwicklungsmöglichkeiten, in denen, die der von sich kennt, und denen, zu denen er werden kann, wenn er sie wahrnimmt, bejaht, entfaltet und pflegt.

Merke

Das Wertbild ist für die Selbstpflege unerlässlich.

Erinnern wir uns an das kurze Beispiel des sterbenden Vaters, der sich an seine Töchter wendet: Ja, ich bin euer Vater. Jetzt bin ich ein alter, kranker Mann. Ob ich das will oder nicht. Und der soll jetzt seinen Tod hinbekommen.

Das Selbstbild des Sterbenden entspricht nicht mehr dem „Papilein", als das seine Töchter ihn ansprechen. Sie drückten im Kosenamen die ganze gemeinsame und von beiden als wundervoll bezeichnete Geschichte aus. Der Sterbende liebte seine Töchter und sie ihn. Für ihn, im Blick auf den Abschied, der ihnen bevorstand, öffnete die Liebe zueinander das Wertbild, das, was er noch werden kann: ein Vater, der in liebevoller Würde aus dem Leben geht. Insofern kann er den beiden jetzt dieser Vater sein, nicht mehr deren „Papilein". Denn die Herausforderung des Sterbens veränderte seinen Blick auf sich selbst. Zu ihm gehören sein Vatersein, die Verbundenheit mit seinen beiden Töchtern, zusammen mit seinem Alter und der Erkrankung, dem Tod als Anlass dafür, dass sich die Bindung trennt. Das soll er jetzt hinbekommen. Der Tod in Würde zeigte sich als wertvolles Motiv für den Sterbenden. Denn er entsprach der liebenden Bindung im Leben.

Wertbild und Selbstbild verdeutlichen die Vergänglichkeit und Endlichkeit der Entwicklungsmöglichkeiten, die durch die Sterblichkeit des Menschen begrenzt sind. Die Lebenszeit ist vergänglich und der Mensch endet durch den Tod. „Er *ist* nunmehr sein Leben, sein gelebtes Leben; er *ist* seine eigene Geschichte, sowohl die ihm geschehende als die von ihm geschaffene." (Frankl, 1991, S. 54) Im Tod kommt der Zeitfluss zum Stillstand: „Der lebende Mensch hat Vergangenheit und hat Zukunft; der Sterbende hat keine Zukunft mehr, sondern nur mehr Vergangenheit; der Tote aber ist seine Vergangenheit." (Frankl, 1991, S. 55, Anm. 6)

Merke

In der Logotherapie gehören Vergänglichkeit der Zukunft, Endlichkeit des Lebens und Sterblichkeit in das Selbstbild des Menschen. Wer also zu sich in ein Verhältnis tritt, sieht die Werthaftigkeit seines Lebens und seiner Lebenswelt. Ihm wird zugleich deutlich, dass er nur in der jeweiligen Gegenwart seines Lebens die Chance hat, sinnvoll zu leben, in dem er das verwirklicht, was für ihn wertvoll ist. Der Einzelne, der sein Leben an Werten orientiert und sinnvoll führt, drückt darin seine Würde aus.

Das um das Wertbild ergänzte Selbstbild umschreibt die Möglichkeiten, die das Leben aus der Person eines Menschen heraus bereichern können. Daraus eine Pflicht, das Leben zu bereichern, abzuleiten, widerspricht dem Charakter von Werten. Sie appellieren, fordern auf und motivieren. Das Wertbild bleibt ein intimes, inneres Bild der Möglichkeiten, das keiner äußeren Bewertung zugänglich ist. Es widerspricht jeder Effektivität und Effizienz etwa von Persönlichkeitsoptimierung. Es zeigt sich in der personalen Dimension für den, der sich in wertschätzender Begegnung erlebt. Das logotherapeutische Menschenbild begründet darin die Würde des Menschen. Sie ist mit seiner Person verbunden, die Frankl zufolge störbar, aber unzerstörbar ist. Sie bleibt also in allen Krisen und auch angesichts psychischer oder existenziell belastender Erkrankungen, auch im Sterben erhalten (Frankl, 2005).

5
Souveränität – Letztes Leben in persönlicher Würde

Worin besteht die persönliche Würde des Einzelnen gerade im letzten Leben? Womit im Menschsein lässt sie sich verbinden?

Ein etwa 50-jähriger Gast im Hospiz blickt voller Verzweiflung und Missmut auf sein Leben, das für ihn viel zu früh enden wird

„Meine Eltern sind schuld daran, dass ich mein Leben nie in den Griff bekommen habe. Meine Mutter gab immer nur meinem Vater recht. Der interessierte sich nicht für mich und auch nicht für meine Mutter. Er war immer mit anderem beschäftigt, das wichtiger war als ich. Deshalb konnte ich machen, was ich wollte. Jeden Blödsinn habe ich angestellt. In der Schule hab' ich nichts erreicht. Es hat sich ja niemand gekümmert um mich. Ich hätte eine feste Hand gebraucht, dann hätte ich meine Lehre nicht abgebrochen. Natürlich lebte ich mit einer Frau zusammen, die mir alles verzieh, auch wenn ich sie betrogen habe. Auch die zog mir keine Grenzen. Das habe ich jetzt davon. Ich bin fertig mit meinem Leben. Kaputt, Alkoholiker, habe den Scheißkrebs. Keiner hat sich um mich gekümmert." (aus der Mitschrift im Therapieprotokoll)

Geduldig hörte ich zu. Nach einer Weile stellte ich für die Lage des Gastes wesentliche Fragen:

- Wann haben Sie das erste Mal daran gedacht, dass es ihre eigene Aufgabe geworden ist, für Grenzen, für Halt, für Orientierung zu sorgen? – Und als er betroffen schwieg, fügte ich an:
- Noch haben Sie Zeit, ihr Leben gerade zu rücken. Noch können Sie sich fragen: Was will ich selbst verantworten in meinen Lebenstagen? Welche Freiheit dafür habe ich noch?

In wiederholten therapeutischen Gesprächen ging es darum, dem Gast einen Zugang zu seiner Souveränität im eigenen Leben und damit zu seiner Würde zu vermitteln. Er schien beides, Souveränität und Würde, unter Selbstbezichtigungen, Abwertungen und schamhaften Projektionen begraben zu haben. Sein Selbstbild war von defizitorientierten, negativen und destruktiven Annahmen über sich geprägt. Er empfand sich nicht souverän, sondern eher ohne Halt und Maß, angewiesen auf andere, die für Maß und Halt hätten sorgen müssen. Die Frage nach seiner Würde hätte er nicht verstanden. Auch die Zuschreibung, dass er als Mensch einfach Würde habe, hätte er wohl nicht nachvollziehen können.

5.1 Begriff der Person und die Würde des Menschen

Auf der Grundlage der logotherapeutischen Menschenbildannahmen ist Würde nicht nur eine Zuschreibung an einen Menschen, also nicht allein soziale Würde, die auf der Anerkennung durch andere Menschen, die Gesellschaft, den Staat beruht. *Würde*, wie sie die Logotherapie sieht, gründet *im Personsein des Menschen*, also in der Fähigkeit, frei und verantwortlich zu den Gegebenheiten des Lebens und den Veranlagungen Stellung nehmen zu können. Dass er dies kann, verbindet die logotherapeutische Anthropologie damit, dass jeder Mensch über ein „präreflexives ontologisches Selbst-Verständnis" (Frankl, 1988, S. 87) verfüge.

Was bedeutet das?

- *Praereflexiv* heißt, dass es zum Erleben dieses Selbstverständnisses keiner kognitiven Prozesse (Nachdenken, Reflexion, Intellekt) bedarf. Bereits dem neugeborenen Menschen ist die Würde unmittelbar zugänglich. Ein Beispiel: Die Bindungsforschung zeigt, wie jüngste Kinder z. B. nicht nur lächelnd reagieren, sondern auch Lächeln gewähren (Grossmann & Grossmann, 2014).
- Das Attribut *ontologisch* verweist darauf, dass die Würde mit dem Menschsein eine strukturelle Einheit bildet. Das Dasein des Menschen ist würdevoll und ohne Würde nicht denkbar.
- Im *Selbst-Verständnis* trifft der Mensch auf sich als Person. Er lebt und weiß sich als Person. Im Selbstverstehen als Person versteht er sich zugleich als würdevoll und Würde gewährend.

Das *ontologische Selbstverstehen* des Menschen nach Frankl unterscheidet sich vom psychologischen Begriff des Selbstbildes. Letzteres bildet eine individuelle, erlernte, manchmal hartnäckig aufrechterhaltene Sicht eines Menschen von sich selbst ab (Kuhl, 2010). Der Hospizgast im vorhergehenden Beispiel sieht sich vorwiegend negativ. Er habe nichts erreicht. Er sei fertig mit seinem Leben. Er sieht sich als kaputt, Alkoholiker und Krebskranker. Er schätzt seine Aktivität, wie er es auch ausdrückt, eher fragwürdig ein: machen (Grundmotivation: können), was er wollte (Grundmotivation: mögen). Er hat sich im doppelten Sinn des Wortes einiges „erlaubt“ (Grundmotivation: dürfen), eine Lehre, eine Beziehung begonnen und abgebrochen. Leider vermag er die konstruktiven Aspekte, seine Tatkraft, wohl auch eine gewisse Kreativität (Blödsinn), seine Einsicht, dass ihm Halt und Grenzziehungen gut getan hätten, zu wenig wahrzunehmen und kaum anzuerkennen. Die bei ihm schwach ausgeprägte Grundmotivation Sollen bietet Zugänge zu Werten an, die manches in seinem Leben nachträglich als sinnvoll erscheinen ließen. Hier kommt die Menschenbildannahme des „präreflexiven ontologischen Selbst-Verständnisses“ ins Spiel. Die therapeutische Frage, wann er *erstmalig* daran gedacht habe, dass es die eigene, persönliche Aufgabe geworden ist, für Grenzen, für Halt, für Orientierung zu sorgen, regte es unmittelbar an.

Die Intervention vermittelte dem Hospizgast den Zusammenhang von Freiheit und Verantwortlichkeit im Leben. Dabei ging es um Folgendes: Wo findet er *heute*, in der Situation des letzten Lebens, seine Freiheit, um die Sicht auf sich und sein Leben zu verändern? Denn um das negative Selbstbild von sich aufzuhellen, bedarf es verantwortlicher Entscheidungen in der Gegenwart. Welche Ressourcen hat er dafür als Sterbender? Die stärkste unter ihnen ist seine persönliche Würde. Will er mit persönlicher Würde leben und sterben, dann wird die Auseinandersetzung mit dem Selbstbild (Herkunfts-, Zustands- und Zukunftsbild) zur lebenswichtigen Aufgabe für ihn. Jeder kann seine höchsteigene Würde leben, indem er dieses vor jeder Reflexion liegende Selbstverständnis in Lebensvollzug (und nicht allein in Vorsätze) umsetzt. Dadurch gelingt es dem Menschen, „mit innerer Zustimmung zu leben“ (Längle, 2021, S. 45).

Merke

So äußert sich Souveränität: die Grundmotivationen an Werten zu orientieren, dieser Orientierung zustimmen (sie affirmieren) und in sinnvollem Erleben, Handeln und Einstellungen umzusetzen. Derart verstandene Lebensführung drückt die Souveränität der Person aus.

Würde, darauf kommt es hier an, wird in den logotherapeutischen Menschenbildannahmen im Unterschied zur gängigen Hospizarbeit (siehe Charta zur Betreuung schwerstkranker und sterbender Menschen in Deutschland, Deutsche Gesellschaft für Palliativmedizin e.V. Deutscher Hospiz- und PalliativVerband e.V. &

Bundesärztekammer, 2020, Leitsatz 1 und Leitsatz 3) gerade nicht in einem metaphysischen, religiösen oder spirituellen Kontext verstanden. Sie ist vielmehr die persönliche, mit dem konkreten Dasein eines Einzelnen verbundene Würde und als solche lebbar, erfahrbar und wirksam. Der Würdebegriff wird in den konkreten Grundmotivationen für den Menschen operationalisiert. Die erweiterte S3-Leitlinie für Palliativmedizin in der Onkologie (Leitlinienprogramm Onkologie der Arbeitsgemeinschaft der Wissenschaftlichen Medizinischen Fachgesellschaften e.V. (AWMF), Deutschen Krebsgesellschaft e.V. (DKG) und Deutschen Krebshilfe (DKH), 2020b) greift diesen Gedanken mit Verweis u.a. auf die Logotherapie auf.

5.2 Unzerstörbarkeit der Person und der Würde

Im Folgenden wird der Würdebegriff im Zusammenhang der Theorie der Werte und der Grundmotivationen entwickelt. Die Grundlage dafür bildet die zentrale logotherapeutische Menschenbildannahme der Person oder auch „geistigen Dimension" des Menschen. Frankl entwickelt eine an Max Schelers Anthropologie „Die Stellung des Menschen im Kosmos" (1928) angelehnte Theorie des Menschen als Person, die er unmittelbar mit dem Würdebegriff verbindet: „Die Person ist geistig. ... Wer jedoch um die Würde, die unbedingte Würde jeder einzelnen Person weiß, hat auch unbedingte Ehrfurcht vor der menschlichen Person – auch vor dem kranken Menschen, auch vor dem unheilbar Kranken" (Frankl, 1991, S. 109 f.). Mit dem Attribut „geistig" ist in dieser Bestimmung weder intellektuell, kognitiv noch spirituell gemeint. Es kennzeichnet vielmehr die Person in ihrer unmittelbaren, jedem bewussten Nachdenken vorausliegenden Selbstzugänglichkeit. Die Selbstzugänglichkeit beschreibt das im vorherigen Abschnitt analysierte „präreflexive ontologische Selbst-Verständnis" als ein ursprüngliches intuitives Wissen der individuellen Werthaftigkeit. Das Selbstverständnis kann biographisch verschüttet, psychisch (Anpassungsstörungen, Angst, Depression, Schmerz, Demenz) und physisch (Folgen der Verletzung des Gehirns oder des Nervensystems, Ohnmacht, Stoffwechselerkrankungen) gestört sein. Es kann, Frankl zufolge, nie *zerstört* werden: „Die geistige Person ist störbar aber nicht zerstörbar – durch eine psychophysische Erkrankung. Was eine Krankheit zerstören, was sie zerrütten kann, ist der psychophysische Organismus allein. Dieser Organismus stellt jedoch sowohl den Spielraum der Person wie auch deren Ausdrucksfeld dar. Die Zerrüttung des Organismus bedeutet demnach nicht weniger, aber auch nicht mehr als eine Verschüttung des Zugangs zur Person" (Frankl, 2005, S. 109).

Praxistipp

Gehen wir zum eingangs des Kapitels zitierten Hospizgast zurück. Der Gast drückt seine Lage angesichts des auf ihn zukommenden Todes in vier Zuschreibungen aus: „kaputt, Alkoholiker, Scheißkrebs, Vernachlässigung". Wie lässt sich diese für ihn aussichtslos wirkende Lage auf der Grundlage des logotherapeutischen Personbegriffs sehen?

Er fühlt sich als kaputt: Er sieht Zerstörung, wo Störung vorliegt. Das Gefühl, kaputt zu sein, setzt die Intuition seiner Würde voraus. Die Würde vermittelt ihm eine Ahnung seiner intakten Person, die durch die konkreten Einschränkungen für den Hospizgast nicht mehr erreichbar ist. Hätte er nicht eine Ahnung davon, wer er hätte sein können, dann würde er sich nicht als kaputt bezeichnen. Praktisch: In der wertschätzenden Begegnung mit einem Menschen, der ihn ernst nimmt, ihm nicht alles nachsieht oder ihn ignoriert, könnte diese Ahnung seines Wertbildes verstärkt werden.

Er sieht sich als Alkoholiker mit Scheißkrebs: Er ist sich seiner Erkrankungen bewusst. Die Alkoholerkrankung geht auf seine Entscheidungen zurück, die Kontrolle des Alkoholkonsums aufzugeben und sich dem Missbrauch (Abusus) und der Sucht zu überlassen. Dass er an einer schweren, unheilbar gewordenen Krebserkrankung leidet, ist eine Tatsache in seinem Leben, für die er keine unmittelbare Verantwortung trägt. Wie er damit leben und sterben lernt, hängt jedoch von seiner Entscheidung ab. Er hat immer noch Zeit und die Freiheit, die *Einstellung* zu seinen früheren Entscheidungen zu ändern. Damit nähme er seine Verantwortung wahr. Praktisch: Er könnte sich auf diesem Weg allmählich an das gegenwärtige Leben anpassen, es im Unterschied zum bisherigen Leben, das ihn kaputt machte, aus eigener Kraft gestalten und so den Zugang zu seiner Würde aus eigener Motivation heraus verbessern.

Er empfindet Vernachlässigung: Er fühlt sich von den Menschen allein gelassen, die ihm etwas bedeuteten: dem Vater, dem anderes wichtiger war als er; von seiner Frau, die angesichts seiner Eskapaden zu nachsichtig war. Wenn er sich so allein fühlt, wer steht zu ihm? Er könnte sich sich selbst zuwenden, nicht in der Form verzweifelter Kritik, sondern in Wahrhaftigkeit. Er könnte ehrlich und wahrhaftig werden mit sich selbst. In der Ehrlichkeit verbirgt sich die Ehre, die er sich selbst geben kann, in dem er sich mit den Tatsachen seines Lebens konfrontiert. Praktisch: Der Herr könnte sich selbst die Chance erschließen, zu sehen, wofür er verantwortlich war und jetzt gerade ist. Seine augenblickliche Lage hängt auch mit dem Verzicht darauf zusammen, sich und sein Leben zu führen. Seine augenblickliche Lage ermöglichte ihm aber auch, die letzte Zeit seines Lebens anders zu gestalten. So nämlich, dass er es wagt, sich in die Augen zu schauen, im Mitgefühl für sich selbst, nicht in Selbstmitleid. Er könnte sich auf der letzten Wegstrecke seines Lebens selbst besser als bisher um sich sorgen, sich dabei von Menschen begleiten und unterstützen lassen, die ihn ernst nehmen und sich um ihn mitsorgen. So vermag er vielleicht seine Würde wieder zu entdecken.

Diese Überlegungen wenden das konkret an, was menschliche Person – logotherapeutisch gesehen – bedeutet. Sie beruhen auf zwei Grundsätzen: (1) der Unzerstörbarkeit der Person und (2) der unmittelbaren Würde des Menschen. Sie gehen von der Diskrepanz von Wertbild und Selbstbild aus. Wer könnte der Hospizgast für sich selbst sein und wie beurteilt er sich und sein Leben gerade? Die Frage nach der Selbstbewertung beruht auf dem Gedanken der Unzerstörbarkeit des unmittelbaren Selbstverständnisses der Person. Sie nimmt die Störungen des unmittelbaren Zugangs durch die Selbstverurteilung (fertig, kaputt, vernachlässigt) und die schweren Erkrankungen (Alkoholerkrankung, Krebserkrankung) ernst. In die Überlegungen geht zudem ein, dass es der Sterbende ist, der in allem einerseits die klagende Verzweiflung über seinen Zustand (Zustandsbild und Herkunftsbild), andererseits eine vage und ihm nicht greifbare Ahnung seines Wertbildes andeutet, dessen, wer er sein könnte. Daraus ergibt sich das Ziel der Begleitung: dem Hospizgast den Zugang zu seinem Wertbild zu ermöglichen und ihm dadurch den Weg zu seiner unbedingten und unzerstörbaren Würde zu öffnen. Sich auf den Weg einzulassen, ihn zu gehen und sich letztlich in der höchstpersönlichen Würde sehen zu lernen, hängt von seiner freien und verantwortlichen Entscheidung ab. Dem Sterbenden wird seine Würde also nicht allein von außen zugeschrieben, sondern er wird ermutigt – ausgehend von der Ehrfurcht vor der unzerstörbaren Person jedes Menschen –, seine persönliche Würde zu entdecken und sich ihrer selbstaffirmierend zu versichern.

5.3 Individualität der Würde

Frankl (2005, S. 109) denkt den Menschen von seinem personalen Ganzsein her. Er sieht im psychophysischen Organismus „den Spielraum der Person" und deren „Ausdrucksfeld". Er fokussiert damit vorwiegend intrapersonale Prozesse. Die Neuropsychologie legt nahe, das Gehirn auch als soziales Organ zu verstehen (Bauer, 2015; Cozolino, 2010, 2017). Der Mensch entfaltet sein Leben nicht nur für sich als Persönlichkeit, sondern in Interaktion mit seiner mitmenschlichen Welt. Bindungen sind für die persönliche Entwicklung eine wichtige Bedingung. Gerald Hüther und Inge Krens (2008) beschreiben, wie sehr der heranwachsende Mensch bereits intrauterin auf Lernen und Informationsvorgänge in der Umwelt hin orientiert ist. Sinnliche Fähigkeiten, das Tasten und Befühlen, Geschmack und Geruchssinn, vor allem die Verarbeitung akustischer Reize im Hören legen nahe, dass das ungeborene Kind „die ganze Schwangerschaft über in irgendeiner Weise von der mütterlichen Stimme begleitet“ wird (Hüther & Krens, 2008, S. 77). Grundlagen für die Bindungsfähigkeit des Kindes werden schon pränatal entwickelt.

Bindung impliziert eher, das zeigt auch die Neuropsychologie (Hanson, 2018), das Verfügenkönnen über die Liebe und nicht so sehr deren Verfügbarkeit. Die technische und virtuell-digitale Umwelt des Menschen suggeriert Verfügbarkeit aller und von allem unter dem leitenden Aspekt des Nutzwertes. Lebensweltvertrauen wird durch Weltkontrolle ersetzt (Rosa, 2019). In diesem Spannungsfeld entwickeln sich die interpersonellen Fähigkeiten des Menschen. Zusammengefasst zeigt sich also, dass die Dimension von zwischenmenschlicher Bindung, Information und Weltgestaltung in die Selbstgestaltung des Einzelnen mit einzubeziehen ist. Frankls Perspektive der Selbstgestaltung des Einzelnen zur Persönlichkeit ist auf die Lebenswelt des Menschen zu erweitern, zu der er als Organismus und in seinen psychosozialen, technisch gestaltenden Interaktionen gehört. Zugleich gestaltet er seine Lebenswelt in der Spannung von „Fremdkörper und Eigenleib“ (Blumenberg, 2020, S. 770) mit. In der Wertebezogenheit der vier Grundmotivationen kann die oben angedeutete Erweiterung des Lebensraumes und Ausdrucksfeldes der Person mitbeschrieben werden. Der Würdebegriff konkretisiert sich dadurch und wird operationalisierbar.

Blicken wir zuvor noch einmal auf die logotherapeutische *Theorie der Werte* (siehe Kapitel 4.4). Frankl ordnete die Werte drei Dimensionen zu:

- *Leistungswerte:* Sie motivieren Leistung, das Schaffen, Herstellen und Arbeiten.
- *Erlebniswerte:* Sie motivieren das Erleben, das Bindungserleben, die betrachtende Begegnung der Lebenswelt.
- *Einstellungswerte:* Sie regen zur Einstellungsbildung gegenüber dem Lebensfördernden und dem Leid im Leben an.

Während die Leistungs- und die Erlebniswerte dem Menschen ursprünglich zugänglich sind, *erarbeitet* sich der Einzelne die Einstellungswerte in den Lebenslagen, in denen er sich ohne Zutun als bereichert und beschenkt wahrnimmt oder zur Tatsache des Leides eine sinnhafte Einstellung entwickelt. Lebensgestaltung verbindet Weltwirksamkeit (Leistungswerte), Welterleben (Erlebniswerte) und

Selbstwirksamkeit (Einstellungswerte) miteinander. Werte setzen Energie frei und motivieren.

Merke

Werte orientieren den Menschen im Leben durch ihre motivationale Energie. Sie machen den Menschen in seinem Verhalten und Denken intentional, strebend nach Sinn.

Daraus lassen sich, gerade für die Lebensbetrachtung in der Begleitung Sterbender, *wertorientierte Fragen* ableiten. Jene verleihen der Biografiearbeit, die oft genug eher Datenerhebung und eine Revue der Gefühle als tatsächliche Arbeit mit dem gelebten Leben ist, existenzielle Tiefe. Die Exploration der Werte eines Menschen verbindet seine Lebensgeschichte mit seiner Würde.

Praxistipp

Die folgenden Fragen fördern die Aufmerksamkeit für die Werte der Person:

- Was war für Sie in den *Arbeitsprozessen* des Lebens wertvoll? An welchen Wertvorstellungen orientierten Sie sich? Woher nahmen Sie diese Wertvorstellungen? Welche Menschen vermittelten sie Ihnen? Welche sehen Sie als Ergebnisse von Erfahrungen? Wie sind Sie zu diesen Ergebnissen gekommen, durch Gespräch, in Begegnungen, durch Vorbilder, durch persönliches Nachdenken? Welche Bedeutung haben diese Erfahrungen für Sie im jetzigen Lebensabschnitt?
- Welche für Sie wohltuenden, aufbauenden, genussvollen *Erlebnisse* erzählen Sie gerne weiter? Mit welchen Wertvorstellungen verbinden Sie diese Erlebnisse? Was machte sie für Sie persönlich wohltuend, aufbauend, genussvoll? Gibt es darunter ein so wertvolles Erlebnis, das Sie nie vergessen möchten, das für Sie seine besondere Bedeutung bis heute behalten hat? Was wäre ohne die Erinnerung an die wertvollen Erlebnisse heute anders? Trauen Sie der Erinnerung zu, dass sie auch jetzt ihr Leben noch beeinflussen kann? Wie möchten Sie den Einfluss für sich nützen?
- An welche Lebensereignisse denken Sie mit dem Gefühl: Da habe ich einfach nur *Glück* gehabt? Worin bestand das Glück in dem Ereignis? Waren Sie bereit, sich dadurch bereichern zu lassen? Was haben Sie aus dieser Glückserfahrung für sich gemacht? Was können Sie in der derzeitigen Lebenslage daraus machen?

- Was haben Sie als *leidvoll* in Erinnerung? Gibt es vielleicht Wertvorstellungen, die Sie mit diesen leidvollen Erfahrungen verbinden? Hat der Wert, der sich Ihnen in der Leiderfahrung zeigte, einen Namen? Wie haben Sie sich durch den Wert verändert? Wenn Sie auf ihr jetziges Leid blicken, mit welchen Werten verbinden Sie das Leid heute? Wie könnten Sie selbst durch diese Werte Ihre Lage verändern? Was möchten Sie verändern?

Diese Fragen verbinden zum einen das vergangene mit dem gegenwärtigen Leben. Sie lenken zum anderen die Aufmerksamkeit auf die starken Motive und Intentionen im Leben, sei es für die Lebensarbeit, sei es für den Lebensgenuss. Der Sterbende erlebt sich dadurch als jemand, der sein Leben aktiv führt. Er erlebt sich als der, der entschied, welcher Mensch er geworden ist. Er bleibt auch der, der jetzt, im letzten Leben, entscheidet, wer er ist. Die Fragen zu den Einstellungswerten öffnen die Möglichkeit, auch im letzten Leben das persönliche Leben zu führen, auf die Werte zu vertrauen, die die Führung fördern, und in der Hoffnung auf sinnvolle Momente im letzten Leben.

Durch die individuelle Sinnerfahrung, die sich in der Beschäftigung mit den Werten auftut, erleben Sterbende auf dem Weg zum Tod die Bestätigung ihrer bleibenden Würde. Denn sie erleben sich in der Einstellungsarbeit als führungsfähig und sinnvital. Darin besteht eine Voraussetzung für Einstellungskorrekturen gegenüber dem Leben. Wer sein Leben vital führt, der ist offen für die Veränderung der Orientierung, für neue Gewichtungen im persönlichen Wertesystem (Jünemann, 2016). Seine Bereitschaft für Entscheidungen ermöglicht ihm eine neue Sicht mancher Lebensgegebenheiten oder eine veränderte Perspektive für die nur noch kurze Zukunft angesichts des nahenden Todes. Das ist gelebte, individuelle Würde. Darin deutet sich die Souveränität des Menschen an, der seine Lebenszeit als Geschichte seiner Freiheit und Verantwortlichkeit versteht.

5.4 Würde als Lebensmotiv für den sterbenden Menschen

Die Bereitschaft zur Führungsfähigkeit und Sinnvitalität auch im letzten Leben eines Menschen hängt mit den vier Grundmotivationen der Persönlichkeit zusammen: dem Können, dem Mögen, dem Dürfen und dem Sollen (siehe Tabelle 4-1). Ich entfalte sie im Folgenden im Kontext der zentralen Menschenbildannahme der Logotherapie, der menschlichen Person. Dadurch erschließt sich die lebendige Würde des Einzelnen in ihrer existenziellen Dialektik. Einerseits verbindet sie alle Menschen miteinander. Jeder hat als Person seine Würde. Jeder lebt andererseits die Würde in persönlicher Individualität, so dass die höchstpersönliche Würde Menschen als Individuen von anderen unterscheidet.

Ein Fallbeispiel aus der Hospizarbeit

Die beinahe achtzigjährige Dame – wir haben sie in Kapitel 3 schon kennengelernt – ist an einem Tumor in der Lunge erkrankt, lehnt nach einigen Behandlungszyklen eine weitere Chemotherapie ab. Sie empfindet sich in der Folge als sehr ambivalent. Einerseits ist sie stolz darauf, mit der Entscheidung ihrem Leben noch einmal eine Wendung gegeben zu haben. Andererseits verunsichert sie das Ziel dieser Lebenswendung: ihr jetzt absehbar gewordener Tod. Die Irritationen verstärken sich, als nach einer kurzen Phase der Erholung von den Belastungen der Behandlungen die Zeichen des nahenden Sterbens deutlich werden. Sie wird schwächer, ihre Stimme leiser und zunehmend brüchiger. Die Wege auf den Balkon, auf dem sie ihre Zigaretten genießt, ihren geliebten Espresso schlürft und gelegentlich auch ein Gläschen Schnaps, fällt ihr zunehmend schwerer. Sie befürchtet zu stürzen. – Das Pflegeteam sorgt sich um sie auch aus einem anderen Anlass: Sie erhält keinen Besuch, ob wohl sie im Biografiebogen von vielen intakten Bindungen berichtete. Sie betont, dass sie sich zuerst in der neuen Lebenssituation und im Hospiz einleben müsse. Dafür brauche sie Ruhe. Die Einsamkeit sei jetzt das Richtige für sie. In der selbstgewählten Einsamkeit stellt sich der Hospizgast die Frage nach der Bedeutung des Lebens jetzt und dem Sinn des Todes.

Mit diesen beiden Themen kam sie auf mich zu und verband sie sogleich mit einer Frage: Ist das jetzt ein würdiges Sterben? Wir ordneten die Themen. Sie entschied, zuerst die Frage nach dem Sinn des Todes anzugehen. Tod bedeutete für sie vor allem, nichts mehr entscheiden zu können, somit die Kontrolle über das Leben zu verlieren und – sie war überzeugte Christin – das ewige Leben nach dem Tod einfach hinnehmen zu müssen. Der Tod stellte für die Dame das Ende der Lebensführung dar. Ich fragte sie, ob Lebensführung nicht noch mehr sei als entscheiden und kontrollieren. Sie blieb dabei: Entscheidung verband sie mit der Freiheit der Alternativen. Mit Kontrolle verband sie einerseits die Verantwortlichkeit für die Folgen der Entscheidung, also eher Selbstkontrolle, und die Steuerung des Lebens: Was möchte ich im Leben erreichen? Wie kann ich leben? Wie mag ich leben? Welchen Menschen möchte ich nahe sein, zu welchen auf Distanz bleiben? Es ging in den Fragen um zwei Grundmotivationen für das Leben: Was mag ich? Was kann ich?

Im Anschluss an die logotherapeutischen Ausführungen von Längle (2021) zu den vier Grundmotivationen, ging ich zusammen mit dem Hospizgast den beiden Grundmotivationen Können und Mögen nach.

Die *Frage nach dem Können* stellt den „Weltbezug" her (Längle, 2021, S. 46). Leben in der Welt berührt die Tatsache, dass der Mensch selbstbestimmt seinen Lebensraum entfaltet und für Schutz und Halt darin sorgt. Das war dem Hospizgast klar. Sie selbst staune zuweilen immer noch, dass es sie gibt und immer noch gibt, gerade angesichts ihrer keineswegs erfreulichen Kindheit und Jugendzeit. Das geht nicht jedem Menschen so. Menschen, die keine sicheren Bindungen in jungen Jahren erlebten, die ihre Kindheit und Jugend unter lebensbedrohlichen Bedingungen verbrachten, kennen dieses Staunen über das persönliche Dasein kaum. Und doch hörte ich von Sterbenden, die den Zweiten Weltkrieg als junge Erwachsene oder Kinder erlebten, dass es wie ein Wunder sei, bis ins hohe Alter überlebt zu haben. Wie werden es die Menschen, die zu uns als Flüchtige kommen, einmal sehen? Können Sie ihr Überleben auch als eine wertvolle, persönliche Lebensleistung anerkennen? (Riedel, 2022) In den Überlegungen zeigte sich ein krisenanfälliges Thema des Hospizgastes: Sie konnte die Tatsache, dass es sie als einen Menschen gab, der sich im Leben oft anstrengen musste, nur schwer annehmen. Sie hätte es sich etwas leichter, „lebensfreundlicher", wie sie es nannte, gewünscht. Entscheiden können ist schön, entscheiden müssen, ist mühsam. Wir sprachen darüber, dass sie in jeder Entscheidung das Können erlebe. Ob sie nicht auch Angst habe? In jungen Jahren durchaus, erzählte die Dame. Je älter sie geworden sei, umso geringer war die Angst; denn sie wusste ja, was sie leisten konnte. Angst entstand nur, wenn sie vor einer Aufgabe stand, die sie als überfordernd erlebte. Jetzt, da der Tod für sie greifbar geworden war, überkam die Dame immer wieder Angst. Wir fassten unseren Gedankengang zum Können im Leben und der Angst zusammen: Das Können vermittelt die Freiräume im Leben. Darin besteht die Möglichkeit zur Lebensgestaltung und Lebensführung. Wichtig ist es, das Können auch umzusetzen, etwas zu schaffen und sich dabei auch zu erleben. Das verleiht Selbstbewusstsein. Darauf konnte die Dame am Ende des Gedankengangs mit einiger Zufriedenheit zurückblicken.

Wenn da nicht die Frage gewesen wäre: *Was mag ich?* Sie lenkt den Blick Längle (2021, S. 46) zufolge auf den „Lebensbezug". Das Mögen, die Bedürfnisse und die Wünsche, bringen den Menschen mit seinem Leben in Kontakt. Es ginge ja nicht nur darum, in der Welt, im Leben sein zu können, meinte die Dame immer wieder. Es war oft so, dass sie leben können musste und nicht leben konnte, was sie gemocht hätte, wie sie es ausdrückte. Sie spielte gerne mit Worten. Ein Grund für das „leben können müssen“ war, dass ihre Mutter, die sie nahezu alleine aufzog, sich ihr selten anerkennend oder liebevoll zuwandte. Sie hätte als Kind und Jugendliche zu oft funktionieren müssen, meinte sie. Es habe lange gedauert, bis sie entdeckte, dass sie sich auch gönnen dürfe, was sich ihr anbot oder wonach sie sich sehnte. Noch länger habe es gedauert, bis sie einen Zugang zu ihren Bedürfnissen und Wünschen fand und das damit verbundene schlechte Gewissen überwand, Zeit, Geld, Liebe zu verschwenden. Immer wieder hatte sie sich zurückgezogen, war hart mit sich umgegangen. Dies habe sie auch ihrem Sohn gegenüber zu lange unbemerkt weiter praktiziert. Immer wieder versuchte sie sich deutlich machen, dass sie auch „mögen“ darf, was sie kann. Sie entdeckte, dass sie einiges sehr gut konnte und auch einiges in ihrem Leben sehr gut machte. Leistung ist nicht selbstverständlich, sondern beruht auf ihrem Einsatz, vor allem, wenn ihr etwas wertvoll war, wenn sie etwas mochte. Das habe ihr eine auf Grund der Umstände als verboten empfundene Liebe klar gemacht. Sie hatte jemand erleben dürfen, der sich ihr, bedingungslos, wie es ihr schien, zuwandte und sie liebte. Sie habe auf dem Weg eines so noch nicht erlebten Geliebtwerdens gelernt, nicht nur ihrer Leistung, sondern auch ihren Bedürfnissen und Wünschen zu trauen. Im letzten Leben geriet sie dann in depressive Krisen, wenn sie den Kontakt zu ihrem Leben verlor, wenn ihre Bedürfnisse und Wünsche verblassten. Sie konnte dann das Leben nicht erleben; sie zweifelte in solchen Situationen, ob sie dieses Leben gerade wirklich mochte. In der Folge war sie wieder hart zu sich, kontrollierte und steuerte. Immer häufiger machte sie sich jetzt klar: Leben bedeutet auch, mich als Person und meine Lebenswelt mögen. Was sie neu erlernte: Manchmal konnte sie einfach nicht, was sie mochte, weil die Symptomlast ihrer Erkrankung sie daran hinderte.

War ihr Leben, schwer krank und im Sterben, wirklich sinnvoll? War es ein würdiges Leben? Nachdem wir besprochen hatten, was Tod für sie bedeutet, und, dass das Können und Mögen das Leben für den Wert der Leistung und des Erlebens öffnet, gelangten wir zu der Frage zurück: Welchen Sinn hat der Tod für das Leben?

Das Fallbeispiel, weiter berichtet

Nach einiger Zeit berichteten die KollegInnen in der Pflege, dass sich die Dame zunehmend öffne, auf den Fluren, im Wohnzimmer und im Hospizgarten anzutreffen sei. Die Mahlzeiten nahm sie immer wieder zusammen mit anderen

Gästen ein. Fast jeden Tag komme Besuch. Sie selbst überraschte mich mit einer Nachricht, die sie mit leuchtenden Augen und Begeisterung in der Stimme erzählte: Sie habe eine Freundin gefunden. Hier im Hospiz. Sie freute sich über die verständnisvollen Gespräche und den Frauentratsch mit der Freundin. Nachdenklich meinte die Dame, dass die neu gewonnene Freundschaft vielleicht der Sinn ihrer Tage des Sterbens wäre. Die Freundschaft fühle sich anders an, sogar anders als die zu ihrer lebenslangen besten Freundin. Ob wir dem nachgehen könnten?

„Wer seinen Lebensraum und seinen Lebenswert gefunden hat, der kann bereits überleben und, was er hat, ist gut und solide", schreibt Längle (2021, S. 57). Die Dame hatte im Kontext unserer Gespräche eingesehen, dass sie durchaus die Freiräume ihres Lebens wahrgenommen hatte und mit Leistung und im Laufe des Lebens auch mit bereicherndem Erleben füllen konnte. Ihre beiden Grundmotivationen des Könnens und des Mögens hatte sie mit den Leistungs- und Erlebniswerten in Verbindung gebracht. In ihrem letzten Leben erschloss sie sich etwas Neues: Die Lebensführung endet nicht. Dass sie ihr Leben führen konnte, erschien ihr als lebensmotivierende Wertvorstellung. Der Führungskontext jedoch veränderte sich: es waren nicht mehr familiäre, berufliche und ehrenamtliche Aufgaben, die zuweilen energische Führung verlangten. Der Weg durch die Symptomlast der Tumorerkrankung, der Umstellung auf das Leben im Hospiz, das Erkennen und Delegieren von Verantwortlichkeit, was ihr persönliches Leben betrifft, ist auch Führung. Auf meine Frage, wie sie ihr Leben im Hospiz derzeit einschätze, war ihre Antwort sehr entschieden: Sie habe den Eindruck, nicht nur im Hospiz, sondern das erste Mal so ganz in ihrem Leben angekommen zu sein. Sie fühle sich ganz nah bei sich selbst. Ich fragte, ob das vor allem eine Wirkung der neuen Freundschaft sei? Auch darauf antwortete sie entschieden: Nein! Sie denke anders. Sie sehe ihr Leben und vor allem sich selbst mit anderen Augen an. Die Dame erzählte von den Einsichten aus den Gesprächen über die Grundmotivationen.

Sie fasste zusammen:

„Ich weiß jetzt, dass ich immer schon lernfähig war und immer bereit zum Lernen. Das war mir nicht klar. Ich bin jemand, der Neues lernen kann, wie das Leben mit dem Tumor geht, wie das Aushalten geht, wenn ich an den Tod denke. Dass ich nicht mehr *Alles* selber machen muss, weil ich vieles nicht mehr kann.

> Ich habe mich in den letzten Nächten, wenn ich nicht schlafen konnte, oft gefragt: Ist das, wie du jetzt lebst, mit der ganzen Unterstützung, in Ordnung? Dann habe ich an die Gespräche mit ihnen gedacht. Das hat meine Frage geändert: Ist das, wie ich jetzt lebe, in Ordnung für mich? Ich spreche auf einmal von mir. Das ist so schön. Und das haben Sie in Ihrer Frage ganz falsch gesehen: Dass ich jetzt *von mir spreche*, das hat mir die Freundschaft geschenkt. Sonst hätte ich mich sofort zurückgezogen. Ich weiß, dass ich so viel Wertvolles gelebt habe. *Ich darf von mir sprechen.* Das ist was wert."

Diese Sätze notierte ich mir nach dem Gespräch aus dem Gedächtnis und las sie im folgenden Gespräch vor. Die Dame gestattete mir, sie in dieser Form zu verwenden.

Sich und auch anderen Menschen erlaubte sie seitdem Vieles ganz entschieden. Sie hatte die *dritte Grundmotivation, das „Dürfen"*, für sich gefunden. Sie hatte das entdeckt, was Frankl als die Person beschreibt. Im Können und Mögen erschließt sich der äußere Freiraum des Lebens. Im Dürfen geht es um die innere Freiheit des Einzelnen und damit um seine Selbstverantwortlichkeit. Dürfen heißt beides, sich etwas erlauben und sich etwas verwehren. Sich eine Grenze zu setzen, muss jemand sich genauso erlauben, wie jemand sich erlaubt, etwas zu erleben oder zu tun. Die Grundmotivation des Dürfens bringt einen mit den Einstellungswerten in Berührung. Er achtet aufmerksam unter den manchmal erdrückenden Gegebenheiten auf die Nische der Freiheit und nützt sie mit innerer Zustimmung. Weil der Freiraum ins Innere, in die unzerstörbare Person zurückreicht, wächst das Maß der Verantwortlichkeit dafür. Es geht jetzt um einen selbst, darum, wie der Einzelne im Sterben und angesichts Todes mit seinem Können, seinem Mögen umgeht, was er sich selbst erlaubt und was er sich verwehrt. Das wurde dem Hospizgast klar. Im Formulieren durch den Beruf geübt drückte die Dame das in den oben zitierten Worten klar aus: Sie spricht jetzt *von* sich und nicht mehr *über* sich. Sie hat die personale Perspektive für sich gewonnen. Sie kam, logotherapeutisch gesagt, mit ihrem Wertbild in Berührung. Jetzt sah sie sich in ihrer Würde.

In der nächsten Begegnung thematisierte ich die beiden Fragen nach dem Sinn des Todes und der Würde des jetzigen Lebens. Lächelnd führte die Dame aus, dass sie sich ihrer persönlichen Würde sicher geworden sei. Sie differenzierte sogleich, dass sie sich wohl schon immer ihrer Würde sicher gewesen sei. Mit dem Zugang zu diesem Wissen, das sie als inniges Spüren beschrieb, sei es oft schwierig. Sie sah als eine der lebenswichtigen Aufgaben in den letzten Lebensmonaten, sich das in aller Verzweiflung über ihre Lage und in den Zeiten deprimierter Stimmung klarzumachen: das körperliche und psychische Befinden kann den Zugang zur Würde, kann das Gespür dafür erschweren. An der persönlichen Würde bei allem, was sich einem entgegenstellt, festzuhalten, das wurde für sie zum wirksamsten Lebensmotiv. Viele Monate später sagte die Dame in einem unserer letzten Gespräche, sehr angestrengt:

Zitat aus dem Therapieprotokoll

„Sie reden hier [im Hospiz, C.R.] dauernd von Selbstbestimmung. Sie wird doch immer weniger. Und jeden Tag mühsamer. Ich weiß, was ich will. Immer öfter merke ich, dass ich das oft gar nicht mehr kann. Das Leben ist schon sehr klein geworden. Es ist lächerlich, wenn ich gefragt werde, ob ich nur Butter oder auch Marmelade zum Frühstück will. Darum geht es jetzt nimmer. Jede Nacht überlege ich mir: Will ich so, kann ich so noch weiterleben? Was ist, wenn ich nicht mal mehr die Kraft habe, zum Rauchen auf den Balkon zu gehen? Was ist, wenn ich sterben mag? Geht das dann, selbstbestimmt? Nein, es geht eben nicht. Das weiß ich. Da geht es nicht um Selbstbestimmung. Ich finde, das sollte anders heißen. Ich nenn' das souverän, wenn ich mich am Morgen zum Leben entschließe, weil Sterben nicht geht. Ich entschließe mich wirklich, auch wenn es keine Alternative zum Leben gibt. Das ist meine Würde (lächelnd), souverän zu denken: dann leb' ich halt noch weiter."

Die Würde als Lebensmotiv, sie war sich darin bei aller Lebenslast treu geblieben. Sie hatte im Leben ihrer Würde das sinnvolle Motiv, die sinnvolle Aufgabe gefunden, der sie bis zum Tod mit zunehmender existenzieller Anstrengung treu blieb. Das *Sollen, die vierte Grundmotivation,* bedarf des Sinns. Ohne Sinn kann das Sollen zur zermürbenden Last, zum erbarmungslosen Zwang, zur ungerechten Forderung werden.

Merke

Das Sollen berührt, was Frankl als kopernikanische Wendung bezeichnete: das Leben hält Aufgaben, Gegebenheiten und Gelegenheiten vor, die der Einzelne als die seinen übernimmt, weil er darin einen einzigartigen und einmaligen Sinn für sich sieht.

Im Sterben kann das in der Perspektive der Einstellungswerte die würdevolle Haltung sein, in der sich ein schwerstkranker oder sehr alter Mensch dem Leben stellt, wie es eben ist. Darin beweist er *Souveränität*, ein Begriff, der so in der logotherapeutischen Anthropologie neu ist und im hospizlichen und palliativen Kontext selten verwendet wird. Die persönliche Haltung, dem Sollen würdevoll zu entsprechen, das für einen selbst als sinnvoll bewertet ist, das ist Souveränität. Sie drückt sich in der würdevollen Führung des Lebens bis zum Tod aus.

Der Sterbende kann sich souverän zu dem, was er gerade nicht kann, unbedingt mag, sich nicht zugesteht oder auch soll, distanzieren. In der Logotherapie heißt das „Selbstdistanzierung" (Riedel et al., 2015, S. 99–101). Die Distanzierung vollzieht der Einzelne aus gutem Grund. Gute Gründe zum Leben sind die Werte. An ihnen orientiert sich der Einzelne, um seinen Sinn im jeweiligen Lebensmoment zu finden. Wer in den Gegebenheiten des letzten Lebens den Blick auf seine Werte richtet, der transzendiert, überschreitet die Befangenheit in der Lage. In der Logotherapie spricht man von „Selbsttranszendierung" (Riedel et al., 2015, S. 96–99). Die Fähigkeit zur Selbstdistanzierung und Selbsttranszendierung sind Kompetenzen der Person. Dadurch erschließt sich der Mensch seinen Freiraum für die Führungsentscheidung, der zu sein, der er in der betreffenden Lage zu sein vermag.

5.5 Souveränes Leben in Würde

Der Begriff der Souveränität wurde philosophisch ausführlich und differenziert von Giorgio Agamben (2019) in seinem Buch „Homo sacer" diskutiert. Folgen wir kurz der Analyse Agambens: Der Begriff entstammt der juristischen Sprache und bezeichnet die Berechtigung eines Menschen, das geltende Recht für sich in einer bestimmten Situation aufzuheben. Dadurch zum Souverän geworden entsteht für jenen eine paradoxe Lage: „Der Souverän steht zugleich außerhalb und innerhalb der Rechtsordnung." (Agamben, 2019, S. 25). Die Souveränität unterbricht in ihrer Paradoxie den Normalfall. Sie schafft eine Ausnahme, den „Einzelfall, der aus der generellen Norm ausgeschlossen ist" (Agamben, 2019, S. 27). Souveränität hebt also den Normalfall auf und macht ihn zum Einzelfall, weil die Situation einen Standpunkt verlangt, der zugleich jenseits der Norm ist und die Norm voraussetzt. Der Einzelfall gilt nur für diese Lage. Souveränität schafft als Einzelfall einen Ausnahmezustand, der sowohl an das Recht wie auch an die Ethik besondere Anforderungen stellt. In ihm verdeutlicht sich der Unterschied „zwischen privatem Leben und politischer Existenz" (Agamben, 2019, S. 197). Soweit der Philosoph.

Auf die Situation des Sterbenden übertragen bedeutet Souveränität: Das Sterben kann als einmaliger und einzigartiger Akt eines Menschen verstanden werden, der das Ende des Lebens ist. Jeder erlebt das nur einmal. Im Sterben verdichtet sich das Leben auf den Augenblick des Übergehens in den Tod, in dem kein Leben mehr ist. Einerseits ist das Sterben damit eine unausweichliche Gegebenheit. Andererseits enthält diese Gegebenheit die Affirmation des Sterbenden zur Aufhebung dessen, was ihn als Mensch ausmacht: sein Leben. Souveränität geht also über die Selbstbestimmung und Autonomie (Selbstgesetzgebung) hinaus. Jene setzen das Leben in der Weise selbstgesetzter oder affirmierter Grenzen voraus. Das ist der Normalfall. Souveränität überwindet gegebene Grenzen. Sie hebt sie für einen Moment und in einer bestimmten Lage auf. Souveränität bezieht sich auf die Ausnahme, den Einzelfall. Die Entscheidung der Dame im Hospiz ist insofern souverän. Sie entscheidet sich immer wieder am Morgen, zu leben, und affirmiert diese Entscheidung, weil die Alternative, der Tod, gegenwärtig noch keine reale Gegebenheit für sie ist. Er ist die naheliegende Zukunft. Sie nimmt das künftige Gestorbensein in Anspruch, um die lähmende Bedrohung ihres Lebens aufzuheben und für den Tag weiter zu leben: „... souverän ist jener Akt, der sich einfach dadurch verwirklicht, daß er die eigene Potenz, nicht zu sein, wegnimmt, sich sein läßt, sich sich selbst hingibt." (Agamben, 2019, S. 57)

Wer souverän ist, der entscheidet nicht nur selbstbestimmt, verhält sich autonom und unabhängig. Für letzteres bedarf es der hinreichenden Freiheit und der Befähigung zur Verantwortung. Die Souveränität bedarf der höchstpersönlichen Würde. Sie ermöglicht im Letzten den Freiraum, sich gegen das Weiterleben zu entscheiden, weil es individuell nicht mehr würdevoll gelebt werden kann (Riedel, 2021). Hier wird die konkrete Würde im Unterschied zur metaphysischen Würdezuschreibung deutlich. Die metaphysische, durch ein ontologisches oder theologisches Prinzip gewährte, abgeleitete oder verliehene Würde ist als solche nicht vom Menschen zu verantworten. Auf ihm lastet in dieser Sichtweise die Verantwortung, sich der Würde wert zu erweisen. Die Würde, wie sie die logotherapeutischen Menschenbildannahmen im Begriff der Person, der vier Grundmotivationen und der Theorie der Werte konkretisieren, zeigt sich in der Haltung der Souveränität. Der Einzelne verfügt über die Freiheit und die Verantwortung, sich immer wieder für die Selbstgestaltung seiner Persönlichkeit und die Gestaltung seiner Lebenswelt – und gegen die konkrete Begrenztheit des Lebens zu entscheiden. In dieser Entscheidung hebt er für einen Augenblick die Verantwortung bewusst durch seine Freiheit auf, weil die sinnvolle Selbstgestaltung es erfordert. Getragen ist er dabei durch seine persönliche Würde.

Merke

Souveränität stellt den persönlichen Sinn einer Lage höher als die moralische Verantwortung in ihr. Sie ist in der höchstpersönlichen Würde des Einzelnen begründet.

Die Dame im vorangehenden Beispiel entpflichtet sich von ihrer Verantwortung für ihre Sterblichkeit, in dem sie sich für jeden Tag neu zu ihrem individuellen Leben in Würde entscheidet.

Verantwortung souverän aufzuheben, unterscheidet sich davon, die Verantwortung zu ignorieren und die Freiheit willkürlich zu missbrauchen. Dann verstellt sich jemand selbst und, was oft schwer wiegt, auch anderen Menschen die Möglichkeit, ihn in seiner Würde wahrzunehmen. Er wirkt würdelos. Er lebt über die Möglichkeiten, die sich in seinem Wertbild anbieten, hinweg. Er stört das empfindlich, was er als Person sein soll und sein kann. Aber er zerstört sich als Person nicht – und damit bleibt die Chance gewahrt, sich seiner Würde wieder und höchstpersönlich zu versichern, und sie, indem er sich selbst gestaltet, auszudrücken. Das Menschenbild, das die Logotherapie begründet, fragt nicht danach, ob sich jemand der Würdezuschreibung wert erweist. Es geht davon aus, dass jeder über die Souveränität verfügt, sein Leben in Würde zu führen.

5.6 Würdezentrierte Therapie nach Chochinov

Hier berühren sich das Konzept der „Würdezentrierten Therapie“ (Chochinov, 2017) und die logotherapeutischen Menschenbildannahmen. In beiden geht es nicht vorwiegend um die abstrakte Frage, woher die Würde des Menschen kommt und wie er sich ihrer wert erweisen kann. „Das Modell zu Würde bei unheilbarer Erkrankung“ will rekonstruieren, „wie Patientinnen und Patienten im Angesicht des Todes Würde und würdebezogene Themen verstehen“ (Chochinov, 2017, S. 27). Auf diesem empirisch beforschten Modell baut Harvey Max Chochinov (2017, S. 80) eine evidenzbasierte Therapie auf, deren vorrangiges Ziel die Stärkung des Würdegefühls Sterbender ist. Angesichts krankheitsbezogener Aspekte Betroffener wird das „würdebewahrende Repertoire“ und das „Inventar sozialer Würde“ exploriert (Chochinov, 2017, S. 28, Abb. 1). Ausgangspunkt ist das Bewusstsein der Behandelnden, „dass die Reaktionen einer Person auf eine Erkrankung nicht nur von dieser Erkrankung abhängen, sondern viel mehr noch von der Gesamtheit dessen, wer diese Person ist“ (Chochinov, 2017, S. 33).

Einen ähnlichen Ausgangspunkt legen die logotherapeutischen Menschenbildannahmen mit dem Begriff der Souveränität der Würde nahe. Während die Würdezentrierte Therapie ein rein psychotherapeutisches Instrument für die palliative Situation darstellt, sehe ich in den Menschenbildannahmen der Logotherapie zur Würde die allgemeine Grundlage für die palliative Behandlung und die hospizliche Begleitung. Die Menschenbildannahmen soll den ideellen, begrifflichen und praxeologischen Investitionen in Pflege, Begleitung und Therapie Sterbender eine nachvollziehbare und reflektierte Systematik geben. Sie können auch wissensnormativer Bezugspunkt für die Prüfung palliativen oder hospizlichen Denkens und Handelns sein.

6
Sinnkrisen und Würde

In den letzten beiden Beispielen des vorangegangenen Kapitels, dem Herrn, der sich durch sein Sterben vor die Verantwortung für sein Leben gestellt sah, und der Dame, die sich angesichts des Todes souverän für jeden neuen Lebenstag entschied, deutete sich an: Krisen gehören zum Leben. Es ist im Leben unvermeidbar, von anderen Menschen nicht geachtet und gekränkt zu werden. Jeder kann mit erheblichen Folgen für seine Lebensführung und Lebenszeit erkranken. Er kann mit seinem Sterben konfrontiert sein. Unter solchen Lebensumständen wird es schwer, sinnoffen zu bleiben, auf die Werte zu blicken und die persönliche Würde zu wahren. Auch hier nehmen die logotherapeutischen Menschenbildannahmen wieder das Individuum in Blick. Worin erlebt sich der Einzelne in Frage gestellt? Was erlebt der Mensch in seinem Leben als Krise? Wozu fordern Krisen den Menschen heraus?

6.1 Der Krisenbegriff der Logotherapie

Lukas (1989, S. 49) verweist auf die beiden Dimensionen von Krisen. Sie sind „eine Gefahr für das spezifische Menschseinkönnen, nämlich in geistiger Freiheit, Selbstbestimmung und Würde". Sie sind gleichzeitig auch die „Chance für das spezifische Menschseinkönnen" (Lukas, 1989, S. 50). Krisen als Gefahr und Chance zu sehen ist nichts Neues. Schon das Schriftzeichen für Krise im chinesischen Mandarin verbindet Chance und Gefahr. Es scheint weise, Krisensituationen nicht sofort in die Nähe von Krankheit zu rücken:

Krisen sind keine Krankheiten, auch wenn sie durch Krankheiten ausgelöst werden oder krank machen können. Lukas (1989, S. 49) zitiert nach Frankl das anschauliche Gleichnis vom Menschen als einem Flugzeug: Vergleicht man den Menschen mit einem Flugzeug, dann wäre eine Krankheit ein Defekt am Flugzeug. Ein versierter Pilot hat immerhin die Chance, auch ein defektes Flugzeug zu landen. Eine Krise entsteht, wenn der Pilot die Herrschaft über seine u.U. völlig intakte Maschine verliert. Verliert also ein Mensch die Führung im Leben, entstehen Krisen. Vielleicht wird er auch krank. Behält er die Führung, kann auch eine schwere Erkrankung gemeistert werden.

Krisen sind Entscheidungssituationen. Sie sind „Ausdruck geistiger Mündigkeit" (Frankl, 2005, S. 55). Meist werden sie von Stresssymptomen begleitet, die Krisen anstrengend und belastend machen. Selten ist es das Thema einer Krise, eher sind es die Begleitumstände und deren Bewertung, die Menschen in Krisen leiden lassen. Lenken Betroffene ihre Aufmerksamkeit zu sehr auf die negativen, belastenden Aspekte einer Krisensituation, dann wird der Entscheidungscharakter der Lage verdeckt und die Krise als Katastrophe erlebt.

Krisen enthalten, weil sie Entscheidungssituationen sind, die Chance zu persönlicher Entwicklung. Wenn Betroffene sich von der Symptomlast immer wieder, vielleicht auch nur für Augenblicke, distanzieren oder medikamentös entlastet werden, dann können sie für den Entscheidungscharakter der Situation Bewusstsein entwickeln. Es wird deutlich, dass in Krisensituationen Führung verlangt ist. Dafür brauchen Betroffene Orientierung, also den Blick auf den Wertezusammenhang, der die Herausforderungen der Lage einordnen lässt:

Praxistipp

- Um welchen Wert geht es jetzt?
- Wenn die Bewertung der Lage klarer ist, dann stellt sich die Frage: Was ist jetzt das Richtige, das Sinnvolle? Das Sinnvolle ist nicht immer das Angenehme, Leichte, das, was jemand am liebsten möchte.
- Wenn das Sinnvolle geklärt ist, stellt sich für Betroffene die Frage: Wie soll ich handeln? Kann ich das? Darf ich das?
- Und auch: Was kostet es mich, wenn ich mich so oder anders entscheide?

Krisen werden durch Entscheidungen gelöst. Entscheidungen verändern die Lage und führen aus Krisensituationen heraus. Dadurch kann die psychische Symptomlast erleichtert werden. Der Stress, der Krisensituationen begleitet, verringert sich. Das ständige Grübeln dazu, was wäre, wenn ..., schwächt sich ab. Es ist ein Unterschied, ob jemand weiß, wozu er bestimmte Konsequenzen auf sich nimmt (Sinnhaftigkeit) – oder, ob er sich den Belastungen ausgeliefert erlebt.

6.2 Ursachen und Anlässe von Krisen in logotherapeutischer Sicht

Frankl (2005, S. 55) beschreibt Krisensituationen als ein „Leiden am sinnlosen Leben". Dazu gibt es im letzten Leben verschiedene *Anlässe*. Durch die Wahrnehmung der persönlichen Veränderungen sieht sich der schwer erkrankte Mensch beunruhigt. Er sorgt sich um die zunehmende Pflegebedürftigkeit, die letztlich zur Aufnahme in eine Pflegeeinrichtung, eine Palliativstation oder ein Hospiz führen kann. Er befürchtet, dass die Schmerzen nicht mehr kontrollierbar sein könnten. Er hat Angst davor, dass er seine Persönlichkeit verliert. Die Sinnhaftigkeit des Lebens erscheint durch den Verlust vieler Werte vor allem im Leistungs- und Erlebensbereich in Frage gestellt. Die Zukunft erscheint vorwiegend durch die Möglichkeiten zur Verschlimmerung der persönlichen Lage gekennzeichnet (Defizitmodell). Die einstmals freie Wahl zwischen hindernden und fördernden Möglichkeiten scheint zur Wahl des geringsten Übels zu werden. Die existenzielle Beunruhigung darüber drückt sich als Leiden am Leben, wie es jetzt geworden ist, aus. Diese Erfahrung machen nicht nur alte Menschen. Jeder, der in persönlicher Todesnähe lebt, gleich welchen Alters, kann sich dem Schmerz am Leben ausgesetzt fühlen.

In der palliativen Situation konkretisieren sich folgende *Stressfaktoren* als Krisenanlässe:

- Veränderungen durch Umzug an einen neuen Lebensort, Einschränkungen der individuellen Mobilität
- Veränderungen der Stimmungen und Gefühle, der sozialen Kontakte und der Bindungen, Veränderung der kognitiven Leistung und Präsenz
- Unberechenbarkeit von Schmerzattacken oder schwer beherrschbarer Dauerschmerz
- Negativierung des Selbstbildes durch Selbstanklage, Kontrollverlust, Selbstabwertung, spirituelle Zweifel
- Konfrontation mit dem persönlichen Sterben und dem Verhalten Angehöriger, Pflegender und Behandelnder
- Einschränkungen der Selbstbestimmung und Autonomie in der körperlichen, sozialen und personalen Dimension.

Das bedroht die sinnvolle Zuversicht und die Orientierung an den persönlichen Werten. Das Leiden am sinnlosen Leben verdichtet sich zur existenziellen Krise. Wichtig ist es dabei, die Anlässe zur Krise nicht mit der Ursache der Krise zu verwechseln. Frankl (1987) warnt im Beispiel von Ebbe und Riff vor der voreiligen

Folgerung, dass die Ebbe die Ursache für das Riff sei, nur weil jenes während der Ebbe sichtbar ist. Es ist eingehend zu prüfen, ob die genannten Stressfaktoren tatsächlich als die Ursachen für die Krise eines Sterbenden anzunehmen sind oder ob nicht vielmehr die Konfrontation mit dem nahenden Tod die Ursache für die Stressfaktoren ist, die die Lage zur Krise eskalieren.

In logotherapeutischer Sicht lassen sich zwei Krisenphänomene unterscheiden, die mit dem Sinngedanken zusammenhängen (Riedel et al., 2015):

- (1) *Existenzielle Frustration:* Sie entsteht, wenn Menschen keinen Zugang zum Sinn finden können, wobei sie nicht an der Vorhandenheit von Sinn zweifeln. Das Bedürfnis nach einem konkreten Sinn bleibt. Jener kann aber nicht aufgefunden werden. Die Folge ist „ein reduziertes Wertgefühl des Menschen für sich selbst, für andere, für das Leben überhaupt“ (Böschemeyer, 1996, S. 46). Die frustrierende Lebenssituation ist begleitet von eingetrübten Stimmungslagen, Dämpfung des Antriebs, der Gefühle, Gereiztheit und Wut, Episoden sozialen Rückzugs und auch sehr ernst zu nehmenden Suizidgedanken.
- (2) *Existenzielles Vakuum:* Diese „Sinnleere“ äußert sich in einem „Gefühl verlorenen Daseinssinns und Lebensinhalts“ (Frankl, 1986, S. 70). Der Betroffene geht davon aus, dass es keinen Sinn gibt. Er verzweifelt an der Sinnlosigkeit der Lage oder auch seines ganzen Lebens. Die Folge ist eine Art Lebenslähmung, die durch depressive Zustände, Pessimismus, Negativismus und Lebensüberdruss begleitet ist (Riedel et al., 2015). Lukas (1997a) stellte *vier Grundhaltungen* zusammen, die im existenziellen Vakuum psychische Störungen und psychosomatische Erkrankungen begünstigen: (1) Hoffnungslosigkeit, (2) Verzerrungen im Wertesystem mit nachfolgender Verantwortungslosigkeit, (3) Orientierungslosigkeit und (4) Initiativelosigkeit. Die Ursache dafür ist der globale Sinnverlust eines Menschen und damit der Grundmotivation für die Lebensführung. Die Symptome ähneln denen der depressiven Störung, verbessern sich in der Regel durch die psychiatrische und psychotherapeutische Regelbehandlung dabei.

Die Krisensicht der Logotherapie berührt vor allem die existenzielle Dimension des Einzelnen, der in eine Krise gerät. Diese Perspektive ist für das letzte Leben sinnvoll. Sie lenkt die Aufmerksamkeit nicht nur auf den physischen und psychischen Stress, in dem sich Sterbende immer wieder vorfinden. Sie verdeutlicht das *existenzielle Leid*, das sich im Ringen um den Sinn und in der Beeinträchtigung der Wertorientierung ausdrückt. Die Person des Menschen ist angegriffen und störungsbedroht. Der Betroffene empfindet sich in seiner Souveränität in Frage gestellt. Der Zugriff auf das „würdebewahrende Repertoire“ (Chochinov, 2017,

S. 33ff.), wie empirische Studien zur Würdezentrierten Therapie zeigen, ist gefährdet.

Ist die existenzielle Dimension des Menschen berührt, geht es also nicht in jedem Fall um spirituelle Zweifel. Zunächst stehen Fragen Sterbender im Raum, die mit ihrer Souveränität als Menschen in Freiheit und Verantwortlichkeit zusammenhängen.

- Will ich der Mensch sein, der zu sein ich durch das Sterben gezwungen bin?
- Wozu lebe ich so, wie ich jetzt gerade lebe?
- Lohnt sich der Einsatz für mein Leben noch, wenn der Tod ohnehin bevorsteht?

Sterbende sehen sich in einer Situation zur Einstellungsarbeit zum Leben und dem sich verändernden Selbstbild herausgefordert, die sich von bisherigen Lebenslagen unterscheidet: die Zukunft als Raum der Möglichkeiten hat sich extrem verknappt. Die Gestaltungsfähigkeit ist durch die schweren Erkrankungen oder das hohe Alter erheblich verändert. Leistung und Erleben haben eine neue Bedeutung gewonnen. Die Leistungswerte verschieben sich vom Schaffen zum Aushalten und Ertragen. Die Erlebniswerte beziehen sich häufig auf Zeiten der Entlastung von Schmerz und anderen Beschwerden. Die Übelkeit endet, Kontrakturen lösen sich etwas, der Schlaf ist erholsam. In der sozialen Dimension des Erlebens werden Begegnungen wichtig, die von der Gegenwärtigkeit der Personen geprägt sind, nicht mehr so sehr vom gemeinsamen Gespräch. Die liebevollen Gesten und der herzliche Blick, in dem der andere den ganzen Wert des gemeinsamen Lebens, der Freundschaft, der Nachbarschaft oder der Kollegialität zusammenfasst, gewinnen an Bedeutung. Sie lassen zuweilen das Wertbild anklingen – samt der Zuversicht: Das kann ich jetzt noch sein. Ich lebe noch. Ich, nicht ein Bild von mir, eine Vorstellung, eine Erinnerung. Yalom (2010, S. 21, Schreibweisen im Original) zitiert aus der Mail einer Patientin eben diese Wahrnehmung: „Ich denke, die stärksten Gefühle rührten von der Erkenntnis her, dass ICH es sein würde, die sterben wird, nicht irgendein anderes Wesen wie ein Alte-Dame-Ich oder ein Unheilbar-krank-und-bereit-zu-sterben-Ich. Ich vermute, ich habe an den Tod immer indirekt gedacht, als etwas, das eher passieren könnte als würde. Nach einem heftigen Panikanfall dachte ich wochenlang an den Tod, gezielter als je zuvor, und jetzt weiß ich, es ist nicht mehr etwas, das passieren könnte. Ich hatte das Gefühl, mir einer schrecklichen Wahrheit bewusst geworden zu sein und niemals mehr zurückzukönnen.“ In der Einsicht, dass die Sterbende die vom Tod Betroffene und nicht mehr die am Tod Beteiligte ist, kann sich die Lebenslage zur Sterbekrise verdichten: Ich bin es, der sterben wird.

6.3 Souveränität in Sterbekrisen

Die Krise in der Sinnfindung, die existenzielle Frustration, und die Erfahrung des Sinnverlustes, das existenzielle Vakuum, verändern die Beteiligtenperspektive zur Betroffenenperspektive: Während die existenzielle Frustration eher als ein Ringen mit sich und dem letzten Leben gesehen werden kann, ist das existenzielle Vakuum durch eine tiefe Verzweiflung angesichts der Konfrontation mit dem Totsein gekennzeichnet. Hier besteht unbedingter Behandlungsbedarf, um schwere Trauerreaktionen oder auch Depressionen zu lindern und den suizidalen Gedanken und Absichten der Sterbenden ernsthaftes Ansehen zu geben.

Zur Auseinandersetzung mit dem persönlichen Sterben gehören auch die Gedanken und die Entscheidung, jetzt bald sterben zu wollen. Hierin kann sich, anders als Frankl dies sah, die Souveränität der Person ausdrücken, angesichts des absehbaren Todes den Zeitpunkt des persönlichen Sterbens selbst festzulegen. Das ist keine Frage der Autonomie, also der Selbstgesetzgebung. Es ist auch nicht mehr Selbstbestimmung. Autonomie und Selbstbestimmung gehen immer von einer Entscheidung im Rahmen der Norm aus. Agamben zeigte, dass Souveränität im Entscheiden der Ausnahme von der Norm diese lediglich als Anstoß für die Entscheidung in Anspruch nimmt. Wer sich als Sterbender souverän für einen vorzeitigen, durch sich selbst herbeigeführten Tod entscheidet, der beansprucht die normativ zugesicherte Würde: „Die Würde des Menschen ist unantastbar." (Grundgesetz, Artikel 1), um die höchstpersönliche Würde in einem dem Tod geweihten Leben zu bewahren.

Wie Krisen verlaufen, hängt – das zeigt die Möglichkeit der Suizidalität angesichts des nahenden Todes – von der Führungsfähigkeit, der Führungsenergie und der Führungsbereitschaft von Menschen ab. Jene anzuregen, ist Aufgabe einer *mitfühlenden Begleitung*. Dabei geht es nicht vorwiegend darum, dem lebensüberdrüssigen und verzweifelten Menschen Sinn aufzuzeigen. Vielmehr besteht das Ziel darin, die persönliche Führungsbereitschaft für ein sinnhaftes Leben wieder zu erwecken. Zuerst jedoch ist eine Sterbende in ihrem Leiden wahrzunehmen und die Art und Weise ernst zu nehmen, wie sie ihr Leid ausdrückt. Zur Klärung der Entscheidungslage können die vier Grundmotivationen, das Können, Mögen, Dürfen und Sollen im Einzelfall geprüft werden. Sie fördern die Selbstdistanzierung und Selbsttranszendierung und motivieren so, die Lebensführung wieder zu übernehmen. Das führt aus der Krise heraus. Jene kann als Herausforderung zur Einstellungsveränderung gesehen werden. Die Krise wird so in ihren konstruktiven Möglichkeiten sichtbar. Konstruktiv kann auch bedeuten, um Frankls Bild von Ebbe und Riff aufzugreifen, auf die nächste Flut zu vertrauen, die das Riff, den Schmerz am Leben angesichts der eigenen Sterblichkeit, für eine Weile überspült. „In jeder Krise kann ein Mensch erfahren, daß er ‚mehr' ist als sein Problem." (Böschemeyer, 2003, S. 66) Er entscheidet darüber, wie er sein Sterben aushält. Dieses „mehr" gründet in der souveränen Würde der Person des Sterbenden.

6.4 Würdeorientierte Begleitung von Sinnkrisen Sterbender

Sinnkrisen fühlen sich oft dramatisch an. Die Dramatik ist vom Begleitenden ernst zu nehmen, aber er muss sie nicht teilen. Die Ansteckung der Beteiligten durch die Dramatik, die sog. „emotional contagion" (Allwinn, 2010, S. 133ff.), kann dadurch verhindert werden, dass die Menschen, die den Sterbenden umsorgen, ihre Aufmerksamkeit auf das zuversichtliche Wissen um die Würde des Sterbenden lenken. Der Betroffene zeigt sich immer wieder in seiner Würde. Die Krise verschattet oder blockiert dem Sterbenden den Zugang dazu; sie verhindert seine Souveränität. Wie kann er wieder Souverän seines Lebens werden?

Praxistipp

(1) Wichtig ist dabei, den Sterbenden in seiner Individualität wahrzunehmen und als Person anzuerkennen:

- Wie ringt der Sterbende mit sich und seiner Lage?
- Ist er gesprächsbereit?
- Will er seine Lage klären?
- Welches Interesse an seinem Leben äußert er?
- Welche blockierenden Ereignisse, Haltungen, Einflüsse sind erkennbar oder schon bekannt?

(2) Ist die Situation des Sterbenden geklärt, kann ihm geholfen werden, sich von seiner Lage zu distanzieren:

- Was treibt ihn zur Verzweiflung?
- Was blockiert ihn?
- Wo liegen die Barrieren für die Sinnfindung?

Die sog. Optimum-Maximum-Regel der „noetiven Dissonanz" (Lukas, 1994, S. 142ff.) dient dabei als logotherapeutische Strategie, um Menschen vom Druck persönlicher Erwartungen zu entlasten: In manchen Situationen ist aus objektiven Gründen das Optimum, das Sinnvollste in der Lage, nicht erreichbar. Dann ist es wichtig, zu prüfen, wieviel an Zielerreichung, was als maximal Mögliches an Sinn in der Lage, lebbar ist.

Merke

Es ist sinnvoller, das Maximum zu verwirklichen, als am Optimum zu verzweifeln.

Die strategische Unterscheidung des Optimalen vom maximal Möglichen führt aus der Dissonanz zwischen dem, was ich meine zu sollen, und dem, was ich tatsächlich kann, heraus. So wird der Zugang zur Würde wieder freigelegt. Die Einwilligung ins maximal Lebbare im letzten Leben entlastet den Menschen (Dürfen) davon, von sich das Unmögliche (Sollen) zu verlangen. Würdebezogenes Erspüren der individuellen Ressourcen hilft dabei, die Souveränität der Lebensführung auch in den zuweilen engen Grenzen des Lebens zurückzugewinnen:

- Erinnerung an sinnhaftes Leben
- Weckung der Würde (Können, Mögen, Dürfen, Sollen)
- Wertebetrachtung und Beziehungsarbeit

Kennzeichen wertschätzender Begleitung und Umsorge ist die personale Perspektive aller Beteiligten, die sich niemals allein auf die Beschwerden, die Symptome des Leidens und das Leid konzentriert, sondern immer den Menschen, die Person, die jemand ist, in die Wahrnehmung mit einbezieht. Begleitung sucht also das Bündnis mit dem ganzen Menschen, nicht nur mit seinem Zustand. Logotherapeutisch heißt das: Begleitung öffnet durch wertschätzendes Mit-Gefühl die Möglichkeit des Wertbilderlebens für den Sterbenden. Jenes bietet sich in der Begrenztheit der Möglichkeiten des letzten Lebens als stärkste Ressource des Betroffenen an. Es ermöglicht ihm Selbstdistanzierung zu seiner Symptomlast, was Raum für anderes als die Symptome des Leidens schafft, nämlich Lebensraum. Das Wertbild fördert die Selbsttranszendierung, die Öffnung des Zustandes und des Selbstbildes für Einstellungswerte. Da die palliative und Hospizbegleitung nicht nur fachlich-therapeutisch oder pflegerisch orientiert, sondern mitmenschlich begründet ist, kann jene Begegnungsintimität entstehen, die für den Sterbenden das Wertbild anklingen lässt und ihn für den einmaligen und einzigartigen Sinn der Lage öffnet. Stimmt er dem Sinn zu, erschließt er sich selbst seine Würde.

Zusammenfassung

Sterbende erleben sich auch in der Krise als Souveräne ihres Lebens, wenn sie erkennen, dass Krisen Entscheidungssituationen sind. Wie sich eine Krise für den Einzelnen auswirkt, hängt davon ab, wie er sich und sein Leben durch die Krise führt. Die betagte Dame, die die Zeit im Hospiz trotz der Anpassungsbeschwerden und der zunehmenden Schwäche nutzte, um eine neue Freundin zu gewinnen, erlebte sich als entscheidungsfähig. Als das Leben lang wurde und der Tod auf sich warten ließ, setzte sie ihre ganze Souveränität ein, um Tag um Tag das Leben weiterzuführen, ohne große Perspektive, sondern in der oft mühsamen und kleinlauten Zustimmung dazu, immer noch zu leben. Der klagende Herr, der sich schwertat, die Chance zu einem verantwortlichen und damit auch befreiten Leben zu ergreifen, konnte dem letzten Leben wenig Sinn abringen. Seine Würde zeigte sich darin, dass er seine Lage bis zuletzt ertrug, oft verzweifelt, selten erleichtert.

7
Schuld, Schuldgefühle und Trauer

Sterbende setzen sich, weil sie die Vergänglichkeit der persönlichen Lebenszeit sehr intensiv erleben, mit dem auseinander, was sie versäumt haben. Sterbende Menschen mittleren Alters blicken immer wieder voller Trauer auf die verkürzte Zukunft. Ursprünglich waren da noch so viele Lebensmöglichkeiten, die durch den nahenden Tod beschnitten zu sein scheinen. Das letzte Leben begann unvermutet und das geplante Leben, die vertagten Möglichkeiten werden unrealisierbar. Als ungelebtes Leben erscheint dem Sterbenden das, was durch den Tod nicht mehr gelebt und erlebt werden kann. Betagte Menschen lesen in ihrer Vergangenheit und bleiben oft an den Lücken hängen. Sie treffen auf Lebensversäumnisse und entdecken zuweilen, dass weniger die Umstände als die persönliche Führungsschwäche Ursache des ungelebten Lebens sind. Dieser Blick auf das versäumte, nicht erlebte und ungelebte Leben kann frustrierend sein. Oft wird solches Leben als vorenthaltenes Leben gesehen. Andere Menschen oder schicksalhafte Umstände werden dafür verantwortlich gemacht, dass Pläne nicht verwirklicht, Ziele nicht erreicht und Schönes nicht erlebt wurde. Sterbende sehen auch aufgrund der Symptomlast und dem Schmerz am Leben kaum, dass jeder Einzelne sich zum Leben in Freiheit und Verantwortlichkeit verhalten kann (Kopernikanische Wendung). Was hätte jemand tun können, um die Chancen und Möglichkeiten zu ergreifen, die er oder sie jetzt als ungelebt und nicht erlebt beklagt? Wie kann jetzt das Leben geführt und Frieden mit den Lebenslücken gemacht werden?

7.1 Schuld als Entscheidung wider den Sinn einer Lage

Schuldgefühle stellen sich ein. Sie können quälend werden. Die Logotherapie unterscheidet, wie die Psychotherapie (Lammers, 2020) generell, zwischen *Schuldgefühlen und tatsächlicher Schuld*. „Schuld ist die Wahl der weniger sinnvollen Möglichkeit unter den jeweiligen Möglichkeiten des persönlichen Freiraums, die einem offen gestanden sind. Schuld ist das Mehr oder Weniger, auf das es angekommen wäre, wenn man es verwirklicht hätte." (Lukas, 1997b, S. 26) Tatsächliche Schuld ist von Gefühlen begleitet, die die bewusste und entschiedene Verfehlung des Sinns und die Folgen davon spürbar machen. Sie treten manchmal auch lange nach dem schuldhaften Verhalten auf. Die Gefühle sind greifbar, weil sie mit einer realen schuldhaften Situation verbunden sind und insofern auch berechtigt.

Merke

Tatsächliche Schuld entsteht durch die bewusste Entscheidung gegen das Gebotene oder ein bewusstes Versäumnis des Gesollten und Gekonnten in einer Situation, so dass der Schuldige Vorteile aus dem widersinnigen Verhalten bezieht, zum Nachteil, Schaden oder Schmerz der anderen Beteiligten.

Schuld ist ein Phänomen des Lebens, das im Spannungsfeld von Freiheit und Verantwortlichkeit begründet ist: „nur ein Wesen, das verantwortlich ist, kann schuldig werden" (Frankl, 1987, S. 130). Die Verantwortung macht dem Menschen bewusst, dass er in der Gestaltung seiner Freiheit an ein „wovor" (Frankl, 2010, S. 108) gerät. Das kann eine Norm, ein Maßstab sein, der sich aus dem geltenden Wertesystem eines Gemeinwesens ableiten lässt. Oder das „Wovor" wird als eine Instanz vorgestellt, die die Geltung von Normen einfordert und Verstöße dagegen sanktionieren kann. Dabei ist es nicht der Richterspruch dieser Instanz, der – logotherapeutisch gesehen – die Schuld in einer Situation begründet. Es ist vielmehr die *Wahrnehmung des Abstandes oder des Widerspruches*, in dem sich das persönliche Handeln (nicht das Erleben, das der Scham zugehört) zu dem geltenden, d.h. in seinem verpflichtenden Charakter anerkannten Maßstab befindet. Schuld qualifiziert ein Verhalten als abweichend von der geltenden Norm, widersprüchlich den eigenen Wertvorstellungen gegenüber und andere oder den Schuldigen selbst schädigend.

Die logotherapeutische Anthropologie interessiert an der Schuld also nicht vorwiegend die ethische Bewertung eines Menschen. Sie geht psychologisch der *Sinnwidrigkeit des Verhaltens* eines Einzelnen in einer bestimmten Situation nach. Die individuelle Freiheit wurde gegen die oder abseits von der persönlichen Verantwortlichkeit gebraucht, unter bewusster Inkaufnahme negativer Folgen und nicht in Verantwortung für das Wertvolle der Lage. Der Schuldige hätte sich auch anders (Werteorientierung) verhalten oder alternativ handeln können. Er entschied sich aber für die sinnwidrige Möglichkeit. Schuld wird durch Gefühle begleitet, die die Spannung zwischen dem sinnvoll Gesollten und dem tatsächlichen

Gelebten aufrechterhalten. Zur Übersicht sind die Merkmale von Schuldgefühlen und Schuld in folgender **Tabelle 7-1** zusammengefasst:

Tabelle 7-1: Schuldgefühle und Schuld

Schuldgefühle	Schuld
Begleitsymptome bei Zwangs- und depressiven Störungsbildern	Bewusster Gebrauch der Freiheit wider die wertvollere und ethisch gebotene Möglichkeit
Schamgefühle angesichts von Versäumnissen, die auf eine unklare Verantwortlichkeit zurückgehen	Inkaufnahme der Schädigung anderer zur Erreichung des eigenen Vorteils durch bewusste Entscheidung gegen die Verantwortlichkeit
Beschämtheit aufgrund Selbstabwertungen (Minderwertigkeit) und Versagensgefühl	Verflochtenheit in einen Schuldzusammenhang ohne Wahrnehmung der persönlichen Verantwortlichkeit zum Ausstieg daraus

7.2 Einstellungsarbeit gegenüber dem schuldhaften Verhalten

Dass tatsächliche Schuld gerade angesichts Todes nachdrücklich erinnert wird, hängt mit ihrer Entstehung zu einer bestimmten Lebenszeit zusammen:

> „Denn Schuldigwerden setzt Verantwortlichkeit voraus. Verantwortlich aber ist der Mensch angesichts der Tatsache, daß er keinen Schritt zurücknehmen kann, den er im Leben tut; die kleinste wie die größte Entscheidung bleibt eine endgültige." (Frankl, 2007, S. 159)

Schuld bleibt also dem Leben einbeschrieben und kann nicht rückgängig gemacht werden. Sie gehört in die individuelle Vergangenheit eines Menschen. Für das letzte Leben heißt das, dass tatsächliche Schuld möglichst aufzuklären ist, wenn sie von Betroffenen als quälend und bedrohlich empfunden wird.

Praxistipp

Logotherapeutisch gesehen legen sich folgende Schritte einer *Konfrontation mit der realen Schuld* nahe (**Tabelle 7-2**).

Tabelle 7-2: Konfrontationsprozess mit realer Schuld

Prozessschritte	Inhalte	Fragen, Impulse
Rekonstruktion der Situation	Das Ganze des Lebens ist vom Sterbenden wahrhaftig zu bewerten. So wird die Schuld in den Zusammenhang der Lebenssituation gestellt, in der sie entstand.	Woran erinnere ich mich vorwiegend? Was ist tatsächlich geschehen? Was hat mich angetrieben? Was wollte ich erreichen? Gibt es noch Zeugen, die befragt werden können?
Rekonstruktion des realen Freiraums	Die bewusste Entscheidung gegen die persönliche Verantwortung und für das schuldhafte Verhalten wird durch die Rekonstruktion der realen Freiheit in der Lage verdeutlicht.	Wie groß war der Freiraum wirklich? Worin bestand die Verantwortung tatsächlich? Was wäre die sinnvolle Alternative zum schuldhaften Verhalten gewesen?
Rekonstruktion der Folgen	Der objektive Schaden und der subjektive Schmerz, der durch das schuldhafte Verhalten entstand, wird vergegenwärtigt.	Waren die möglichen Folgen bewusst? Warum wurden sie in Kauf genommen? Was wäre angesichts der Folgen das Richtige gewesen? Was ist heute das Richtige?
Feststellung der Verantwortung	Die tatsächliche Verantwortung wird anhand des Freiraums, der Entscheidung und der Folgen benannt.	Worin genau bestand die Verantwortung damals? Worin besteht die Verantwortung heute?

Die Konfrontation mit der Schuld im vergangenen Leben ermöglicht es, eine *verändernde Einstellung zum schuldhaften Verhalten in der Gegenwart* zu erarbeiten, wenn die persönliche Schuld bejaht wird. „So kann für den Schuldigen die Schuld Angel- und Drehpunkt einer Selbstveränderung werden" (Lukas, 1997b, S. 27), durch die er seine Schuld wieder gutmacht.

Die Bewältigung von Schuld ist ein Thema der *Selbstgestaltung durch Einstellungswerte*:

- *Erster Schritt*: „Wenn etwas unabänderlich ist, dort kann man noch immer sich verändern."
- *Zweiter Schritt*: „Was man ändern kann, das soll umgestaltet werden." (Längle, 2014, S. 110)

Beide Schritte zusammengenommen beschreiben den *Akt der Reue,* in dem der schuldig gewordene Mensch sich vom schuldhaften Verhalten distanziert. Die Distanzierung zum schuldhaften Verhalten aktiviert die Selbsttranszendierung auf die Möglichkeiten der wiedergutmachenden Umgestaltung hin. Lukas nennt drei Möglichkeiten der Wiedergutmachung (aktive Reue):

1. Wiedergutmachung am Menschen oder der Lage, in der das schuldhafte Verhalten stattfand;
2. Wiedergutmachung an einem stellvertretenden Menschen oder einer vergleichbaren Lage;
3. Akt innerer Wandlung, „die das irregeleitete Selbst wieder gut macht" (Lukas, 1997b, S. 30).

Die Möglichkeit der inneren Veränderung, also *sich selbst* im Blick auf das Schuldgeschehen wandeln zu können, ist ein wertvoller Hinweis für Sterbende. Jenen ist eine aktive oder stellvertretende Wiedergutmachung aufgrund der Lebenslage oft verwehrt. Die innere Wandlung setzt die persönliche Konfrontation mit dem schuldhaften Verhalten (Tabelle 7-2) voraus, die konkrete Einsicht in die damalige bewusste Entscheidung gegen die Verantwortung und die Wahrnehmung des Schadens oder des Schmerzes vermittelt, der dadurch entstand. Dadurch übernimmt der Sterbende in der Gegenwart die *Verantwortung*, die er damals verfehlt hat. „Er wird reifer für ein selbstbestimmtes Leben. Bequemer wird das Leben dadurch nicht, aber substantieller, lohnender, erfüllter." (Längle, 2014, S. 111) Wer seine Schuld anerkennt, der traut sich zu, sich ändern zu können: „Mensch-sein bedeutet nicht nur Anders-sein, sondern auch Anders-können." (Frankl, 2007, S. 132) Dafür ist im Leben immer Zeit.

7.3 Schuldgefühle als unklare Stimmungen im letzten Leben

In einem Fallbeispiel (Teil 1) aus der ambulanten Praxis gehen wir den Schuldgefühlen nach

Eine hochbetagte Patientin, die wiederholt wegen mittelschwerer depressiver Phasen in psychotherapeutischer Behandlung war, sieht das Ende des Lebens auf sich zu kommen. Sie hat längst ihre Lebensangelegenheiten geordnet, ihre Patientenverfügung sorgfältig erwogen und mit den vertrautesten Menschen ihre Bestattung besprochen. Sie berichtet dennoch von quälendem Grübeln und bohrenden Schuldgefühlen. Sie scheinen wie aus dem Nichts zu kommen. Zunächst findet sie keine Erklärung für den zum Teil lebenslähmenden

Zustand. Wir gehen einige aus der zurückliegenden Therapie bekannten Lebenslagen durch. Bricht vielleicht noch einmal die Trauer um den seit langem verstorbenen Ehemann durch, dem sie sich immer noch verbunden fühlt?
Bei dem Blick auf die Bindung zu ihrem Mann fällt ihr eine Situation ein, die sie lange beschäftigte und angesichts des eigenen Sterbens noch einmal Bedeutung gewinnt. Sie mache sich bis heute Vorwürfe, dass sie einmal schwach geworden sei und ihren schwerkranken Mann allein gelassen habe. Wir gehen die Situation von damals durch. Ihr Mann war, wie täglich, nach der Mittagsversorgung tief eingeschlafen. Eine Freundin war vorbeigekommen und verführte sie zu einem Eis um die Ecke. Eis war für die Dame ein Hochgenuss. Mit schlechtem Gewissen sei sie aus dem Haus gegangen und etwa eine halbe Stunde weggeblieben. Sie kehrte zurück und ihr Mann schlief tief und fest. Dennoch machte sie sich seither Gedanken, was da hätte passieren können.

Derartiges Schuldgrübeln quält viele Sterbende. Zuweilen verselbstständigt es sich, löst sich vom ursprünglichen Anlass und führt ein unabhängiges, hartnäckiges Dasein im psychischen Leben eines Menschen. Bei sterbenden Menschen können diese Schuldgefühle obsessiv werden. Durch sie maskiert sich nicht selten die Angst vor dem Tod. Längle (2014, S. 101) beschreibt sie als „eine Stimmungslage, die aus einem übersteigerten oder unklaren Verantwortungsgefühl, einem Versagensgefühl oder einem Minderwertigkeitsgefühl heraus kommt“. Die Beschreibung verweist darauf, was diesen Schuldgefühlen zugrunde liegt. Es ist keine reale Schuld. Es ist eher die *Scham* darüber, Pflichten nicht erfüllt zu haben. In der Perspektive der logotherapeutischen Anthropologie unterscheiden sich persönliche Verantwortung, also das, was jemand wertbegründet soll, von der „unpersönlichen Pflicht. Es handelt sich dabei um eine Zuschreibung von Verantwortung von **außen** her, z.B. durch Normen, Aufträge, Erwartungen, Vorgaben oder gar Befehle.“ (Längle, 2014, S. 102, Fettierung im Original) Das können auch Gewohnheiten oder Prägungen aus anderen Lebenszeiten sein, die für den Betroffenen ganz selbstverständlich sind. Wenn er ihnen nicht entspricht, wirkt das auf ihn wie eine Verfehlung. Der Betroffene fühlt sich schlecht und meint, Schuld auf sich geladen zu haben.

Im Fallbeispiel (Teil 2) erging es der Patienten genauso.
Sie sah es als ihre Pflicht an, zum Schutz ihres schwerkranken Mannes immer in seiner Nähe zu sein. Die Pflicht war ihr selbstverständlich geworden. Sie gehörte zu ihrem Selbstbild. Die einmalige Unterbrechung dieser Pflicht war es, die die Schamgefühle auslöste. Sie hielt sich im beständigen Grübeln über die

negativen Eventualitäten während ihrer halbstündigen Abwesenheit ihre Pflichtverletzung in tausend Varianten vor. Schließlich konnte sie einsehen, dass sie sich eben so lange, wie sie sich die Pflichtverletzung vorhielt, um die Erinnerung an den Genuss des Eisbechers und die Begegnung mit einer ihrer vertrautesten Freundinnen in einer sehr belasteten Lebenslage brachte. Der Vorteil der Betrachtung der Lage aus der Gegenwart ihres derzeitigen Lebens war: Sie wusste, dass nichts passiert war. Sie wusste auch, dass das Risiko dafür sehr klein gewesen war – und dass eine ihrer besten Freundinnen sie sicher nicht leichtfertig zum Eisessen überredet hatte. Die Patientin telefonierte nach unserem Gespräch mit der Freundin, die ihr erzählte, wie die Patientin damals auf sie gewirkt habe: erschöpft, freudlos, vereinsamt. Die Freundin selbst wachte immer wieder an der Seite des Kranken, wenn die Patientin wichtige Erledigungen zu machen hatte. Sie habe gewusst, dass der Kranke nachmittags lange und tief schlief. Deshalb habe sie die Chance ergriffen und für eine genussvolle Unterbrechung gesorgt.

Durch das Telefonat fühlt sich die alte Dame deutlich entlastet. Sie erkannte ihre Scham darüber, vermeintlich versagt zu haben, schwach geworden zu sein. Sie sah ein, dass sie sich keine Schuld zugezogen hatte. Scham und Schuld haben nicht kausal miteinander zu tun. Schuld ist ein Phänomen menschlichen Daseins. Sie ist kein Gefühl, jedoch mit Gefühlen auch der Scham verbunden. Scham ist ein Tiefengefühl des Menschen, der „Türhüter des Selbst", wie Hell (2007, S. 131) sie nennt. Das intakte Schamgefühl vermittelt dem Menschen Mitgefühl mit sich selbst. Die Scham lenkt dabei die Aufmerksamkeit auf die Gefährdungen des Selbst sowohl durch den Betroffenen wie auch durch andere Menschen. Sie ermutigt zur Selbstsorge, zur freundschaftlichen Kritik und zum wohlwollenden Selbstmitgefühl. Zuweilen fordert die Scham zur Abgrenzung gegenüber den Bedrohungen des Selbst auf (Riedel, 2023). Die unberechtigten Schuldgefühle, die nicht durch reale Schuld veranlasst sind, sondern durch Selbstabwertung, Vernachlässigung der Selbstsorge, durch unpersönliche Pflicht, sind meist Gefühle des „schambasierten Selbstangriffs" (Gilbert, 2013, S. 120, Tab. 13.1). Sie können den Zugang zur persönlichen Würde erheblich beeinträchtigen, weil sie die Souveränität einschränken, die tatsächliche Verantwortung in einer Lebenslage zu erkennen. Die Dame im obengenannten Beispiel sah nur noch die Verantwortung für ihren schwerkranken Partner. Sie übersah die Verantwortung für die eigene Gesundheit. Dadurch schränkte sie die Souveränität ein, für sich selbst zu sorgen, für die Bewahrung ihrer Gesundheit und ihrer persönlichen Würde zu sorgen.

7.4 Trauer als Einstellung zum Wertverlust

Nicht selten begleiten Schuldgefühle und Scham die Trauer. Das menschliche Phänomen der Trauer ist in den Schriften Frankls kaum bearbeitet – trotz der Bedeutung, die Vergänglichkeit, Sterblichkeit und Tod für das logotherapeutische Menschenbild haben. Für Frankl steht in der Trauer nicht das Verlusterleben im Vordergrund, sondern der Aspekt des *Trostes:* „Die Trauer um einen Menschen, den wir geliebt und verloren haben, läßt ihn irgendwie weiterleben ... Der Gegenstand unserer Liebe bzw. unserer Trauer, der objektiv, in der empirischen Zeit, verlorenging, wird subjektiv, in der inneren Zeit aufbewahrt: die Trauer vergegenwärtigt ihn." (Frankl, 2007, S. 159) Die Vergegenwärtigung des Toten in der liebenden Verbundenheit mit ihm tröstet den Lebenden.

In der Sicht einer zeitgemäß adaptierten logotherapeutischen Anthropologie hat die Trauer nicht nur die Aufgabe, zu trösten. Trauer begleitet jeden Wertverlust. Sie kann als *Prozess der Einstellungsveränderung zu diesem Verlust* gesehen werden. Die Verlusterfahrung fordert dazu auf, eine veränderte Einstellung zum Verstorbenen und zum Leben angesichts des Verlustes zu entwickeln. In der Begleitung trauernder Menschen ist beides wichtig; denn die Verlusterfahrung erschüttert das Selbstverständnis und das Weltverhältnis der Betroffenen. Zwei Fragen drängen sich dadurch auf:

- Persönlichkeitsfrage: *Wer* wird die/der Trauernde ohne den vertrauten Menschen an der Seite sein?
- Lebensfrage: *Wie* wird der Trauernde leben, *trotz* des Verlustes (Es muss weitergehen.) oder *mit* dem Verlust (Es kann, es wird weitergehen.)?

Wer dem Verlust und den damit verbundenen Gefühlen trotzt, erhält das belastende Erleben des Verlustes lange aufrecht. Er ignoriert die Bedeutung des Leides, das der Verlust darstellt. Leid unterbricht den Lebensalltag und führt zu Verschiebungen im Wertesystem eines Menschen. Weil der Mensch, der gestorben ist, bedeutsam für das Leben des Trauernden war, vielleicht sogar eine sehr wertvolle Person für ihn, klafft unter den Werten eine Lücke. Der Zugang zum persönlichen Wertbild Trauernder erleidet Schaden, weil die lebendige Begegnung mit dem jetzt Gestorbenen wegfällt. Trauernde tendieren als Folge der Beeinträchtigung des Zugangs zu ihrem Wertbild zu einer abwertenden Selbstbeobachtung und zum Vergleichen mit dem Leben vor der Verlusterfahrung: Früher hätte meine Frau, mein Mann sich darum gekümmert. Jetzt bin ich allein und hilflos. Das Selbstverständnis verändert sich mit dem Selbstbild. Das Können wird fraglich, auch angesichts der zahlreichen Aufgaben, in denen der Trauernde sich jetzt auf sich selbst gestellt sieht. Längle und Bürgi (2016, S. 64) fassen die Wirkung des Verlustes konsequent aus der Wertperspektive zusammen: „Menschen in leidvollen Situationen haben einen Mangel an subjektiv erlebten Werten. Wenn Werte verloren gehen oder zerstört werden, fehlt die ‚geistige Nahrung' und es kommt zur Ausdünnung der Beziehung zum Leben." Trauernde fragen sich, ob das Leben ohne den Verstorbenen gelingen kann? Sie grübeln, ob das Leben ohne die verlorene Arbeit, das entzogene Projekt jemals wieder sinnerfüllt werden kann. Zweifel am Lebenswillen kommen auf. Wer mag schon so leben?

Solange Trauernde vorwiegend in der Grundmotivation des Mögens bleiben, fragen sie beständig nach ihren Bedürfnissen, Wünschen und den Vorstellungen davon, wie gut das Leben vor dem Verlust war und was zu leben noch möglich gewesen wäre. Sie bewegen sich in der „Sehnsucht ... nach der verlorenen Bindungsfigur" (Bowlby, 2019, S. 108). Dadurch erhalten Trauernde ihre Frustrationsbereitschaft aufrecht. Insofern ist es wichtig, neben dem Mögen die Frage nach dem Können und Dürfen anzuregen: Kann der Trauernde, darf die Trauernde wieder für sich selbst leben?

Merke

Es geht in der Trauerentwicklung um eine Veränderung der Grundmotivationen für das Leben. Das Verhältnis zum Leben, zu den Aufgaben und Herausforderungen, zu den Gelegenheiten für Genuss, bereichernde Erfahrungen und Begegnungen wird durch die Frage nach dem Können und Dürfen angeregt. Der Wechsel in der Fragestellung an das Leben leitet eine *Veränderung im Selbstverständnis* ein. Der Verstorbene und die Bindung an ihn ist im Sinne des Zeitflusses (Kapitel 4.3) in der Vergangenheit aufbewahrt. „Er *ist* nunmehr sein Leben, sein gelebtes Leben" (Frankl, 1991, S. 54, Kursiviorung im Original). Als solches gehört er zur Vergangenheit des Trauernden. Die gemeinsame Geschichte ist zusammen erlebtes und gelebtes Leben in der Vergangenheitsform und damit „die sicherste Form des Seins überhaupt" (Frankl, 1991, S. 55). Es geht also in der Trauer nicht nur darum „los" zu lassen, sondern im Blick logotherapeutischer Anthropologie vor allem darum, *„sein" zu lassen* (Längle & Bürgi, 2016, S. 67). Das Seinlassen öffnet die Erinnerung an die unverlierbare Geschichte der Bindung mit dem Gestorbenen. Jene kann das Selbstverständnis Trauernder bereichern oder auch belasten, je nachdem wie sinnerfüllt die gemeinsame Geschichte gestaltet oder erlebt wurde.

Das veränderte Selbstverständnis motiviert zu einem *Weltverhältnis*, das dem Trauernden sein Können und Dürfen wieder erschließt. Diese Einstellungsveränderung zu sich und der Lebenswelt setzt einen behutsamen Perspektivenwechsel in vier Schritten voraus, die hier nach Böschemeyer (1996) dargestellt werden.

Praxistipp

- Als **erster Schritt** empfiehlt es sich, die *Gefühle zu ordnen*:
- Was erleben Sie gerade als das *Schwerste*? Thema: Wahrnehmung der größten Not, des größten Leids
- Was ist das *Grundgefühl* dieser Tage? Thema: Wahrnehmung des alle Lebensvollzüge bestimmenden Gefühls
- Gibt es auch *Überraschendes* in dieser Zeit? Thema: Wahrnehmung unerwarteter, aufbauender Stimmungen

Sinnvoll ist es in einem **zweiten Schritt**, den Blick beim Verstorbenen *und bei der Bindung zu ihm* weilen zu lassen:

- Was hat der Tote mir gegeben?
- Was habe ich ihm während der gemeinsamen Lebenszeit gegeben?
- Wie bin ich durch ihn geworden?
- Wie ist er durch mich geworden?
- Worin hat er mich verletzt?
- Worin habe ich ihn verletzt?
- Wer war er für mich?
- Wer war ich für ihn?
- Was habe ich mit ihm verloren?

Die *Aufmerksamkeit auf das persönliche Trauern* kann in einem **dritten Schritt** durch folgende Impulse geweckt werden:

- Das *Schwierige* zusammen mit dem Schmerz darüber anschauen, es zulassen, dass es das gibt (Anerkennen), und vielleicht den Entschluss fassen, die Erfahrungen künftig anders zu leben;
- wahrnehmen, wieviel *Gutes* aus der gemeinsamen Zeit in einem selbst verinnerlicht ist;
- auf das *Bleibende* aus dem gemeinsamen Leben blicken, was nicht mehr weggenommen werden kann (Scheune besichtigen!);
- mit den *unklärbaren Themen und Fragen* leben, im Wissen, dass das Unklärbare ein Hinweis auf die Freiheit ist, die möglich war.

Vierter Schritt: Behutsam *mit dem neuen Leben in Kontakt* kommen:
- Welche *Bilder vom künftigen Leben* tauchen auf? In welchen Situationen kommen Sie zu einem?
- Was kann im Sinne der Verstorbenen weitergeführt werden? Wird das auch vom Lebenden gemocht?
- Wenn das Gefühl, die Liebe sei mit dem Gestorbenen verschwunden, immer wieder entsteht, ist es gut, auf die *Suche nach der persönlichen Liebesfähigkeit* zu gehen: Was wäre schwerer zu ertragen, nicht mehr geliebt zu werden oder nicht lieben zu können?

Die Veränderung von Selbst- und Weltverhältnis braucht Zeit. Die vier Schritte im Praxistipp nach Böschemeyer (1996) werden immer wieder durcheinandergeraten. Es wird Rückschritte geben, ein Zwischenschritt wird auch einmal übersprungen. Das Ziel darf dabei nicht aus den Augen verloren werden, für den Schmerz und den Verlust einen Ort im Leben zu finden. Das *Leben* ist umfassender als der Schmerz. Mit dem Schmerz lässt sich leben, wenn er seinen Ort im Ganzen des Lebens hat. Dies beugt gegenüber der klinisch auffälligen und behandlungsbedürftigen „anhaltenden Trauer“ (Köster & Schmucker, 2020, S. 20) vor. Sie ist auch nach mehr als halbjährlicher Trauer durch einen andauernden, körperlich und emotional hochbelastenden Trennungsschmerz, durch Gefühlsunsicherheit, Vermeidung von Verlusterinnerung, zunehmenden Argwohn gegenüber anderen Menschen, andauernde Verbitterung und Wut und erheblichen Schwierigkeiten in der Alltagsgestaltung verbunden. Hinzukommen klinisch relevante psychosoziale Probleme.

Zusammenfassung

Trauer ist der Prozess, mit einem Wertverlust, wie es der Tod eines nahen Menschen ist, leben zu lernen. Sie ist durch den Hinblick auf das *Verlustgeschehen*, den Verstorbenen und die Bindung mit dem Verstorbenen geprägt.
Der Hiergebliebene stellt den Wert des eigenen Lebens in Frage: Er zweifelt daran, ob er ohne den Toten noch leben mag.
Trauer verwirklicht sich in einem *Perspektivenwechsel* auf das eigene Leben: Kann die Trauernde ohne den Toten leben? Darf sie ohne den Toten leben?
Sich selbst ein verändertes, neues Leben *mit* dem Verlustschmerz zu erlauben, setzt eine Reihe von *Einstellungsveränderungen* voraus. Das Leben mit dem jetzt Verstorbenen wurde durch dessen Tod zum sicheren, unverlierbaren Bestand des persönlichen gelebten Lebens (siehe Scheunengleichnis in Kapitel 9.3).

Je wahrhaftiger die Bindung zum Toten gesehen werden kann, je klarer jener in seinem Wert vom Hiergebliebenen erfasst werden kann (Selbstdistanzierung), umso *entschiedener* wendet sich der Trauernde dem Leben wieder zu (Selbsttranszendierung).
Stand zunächst der Zweifel an der Würde des eigenen Lebens im Vordergrund, gewinnt der Hiergebliebene durch die Perspektive auf die veränderten Freiräume (Können) und seine Verantwortlichkeit für neue Sinnerfahrungen (Sollen) die *Wahrnehmung seiner Würde* zurück. Er wird sich sein Leben, zu dem jetzt auch die schmerzliche Erinnerung an den Toten gehört, souverän erlauben.

8 Zwischenbetrachtung: Logotherapeutische Anthropologie und das Menschenbild in der Palliative Care und Hospizarbeit

In den voranstehenden sieben Kapiteln wurde auf der Grundlage der Logotherapie Frankls eine Anthropologie entwickelt, wie sie in der palliativen und hospizlichen Arbeit mit Sterbenden angewandt werden kann. Das logotherapeutische Menschenbild wurde in Beziehung auf die Palliative Care und hospizliche Begleitung im letzten Leben beschrieben.

Die *Zwischenbetrachtung* dient drei Aufgaben: Sie verlässt die Beschreibung der anthropologischen Aspekte des Menschenseins und führt in einem *ersten Schritt*, was in den sieben Kapiteln phänomenologisch entwickelt ist, in systematisierte Menschenbildannahmen unter dem Aspekt der Sterblichkeit zusammen. In der Hospizarbeit relevante Begriffe für das Menschenbild wie Würde, Souveränität, Freiheit und Verantwortlichkeit, Selbstbestimmung, Autonomie, Werte und Wertschätzung, Sinn und Lebensqualität werden im *zweiten Schritt* in logotherapeutischer Perspektive scharf gestellt. Dadurch verdeutlicht sich die systematische Beziehung der Menschenbildannahmen zum leitenden Begriff der Würde, in der die Souveränität des Menschseins und die Person des einzelnen Menschen sich ausdrückt. Die palliativ-hospizliche Umsorge setzt das würdebasierte Menschenbild voraus. Ihre Intention besteht in der Unterstützung, Erhaltung und Förderung der individuellen Souveränität jedes Sterbenden, die seine Bindungen zu Mitmenschen und sein Weltverhältnis begründet.

Dass dabei auch Lücken und Desiderate sichtbar werden, ist dem wissenschaftlichen Status der Logotherapie und deren phänomenologischer Methode geschuldet (Riedel et al., 2015; Kriz, 2023). Darum geht es im *dritten Schritt* der Zwischenbetrachtung. Die Entscheidung für die logotherapeutische Variante einer Anthropologie gründet darin, dass Frankl in das Menschenbild, das er der Psychotherapie zugrunde legt, die Sterblichkeit und Endlichkeit systemtragend einbezieht. Zudem entwickelt er in der Form der Existenzanalyse eine anwendungsorientierte Anthropologie, in der Person, Würde und Sinnhaftigkeit des Lebens ihre zentrale Bedeutung für das letzte Leben entfalten können.

8.1 Die Struktur der Menschenbildannahmen in der logotherapeutischen Anthropologie

Der Mensch wird in der Logotherapie als Einzelner, als Individuum gesehen. Er ist fähig, in jeder Lebenslage seinen persönlichen, einmaligen und einzigartigen Sinn zu entdecken.

- Jeder Einzelne erlebt sich gegenüber dem ihn ansprechenden und von ihm aufgefundenen Sinn frei. Er kann sich für oder gegen die Verwirklichung des Sinns in der gegenwärtigen Lebenslage entscheiden. Für die Entscheidungen ist er verantwortlich. Jede, jeder übernimmt die Konsequenzen der Entscheidungen für sich, andere Menschen und seine Lebensgeschichte.
- Jeder Mensch führt sein Leben, indem er sich gegenüber den Lebensmöglichkeiten und -gelegenheiten frei entscheidet. Orientierung finden die Einzelnen dabei in ihren persönlichen Wertesystemen. Die drei Wertedimensionen der Leistungswerte, Erlebniswerte und Einstellungswerte weisen den Einzelnen darauf hin, wo er Sinn für sich selbst und die jeweilige Situation finden kann. In den individuellen sinnvollen Entscheidungen gestaltet der Mensch das persönliche Wertesystem, dass lebensgeschichtlich immer auch veränderbar und anpassbar ist.
- Für die Sinnfindung und die darauf beruhenden Lebensentscheidungen übernimmt der Einzelne persönliche Verantwortung. Ziel der freien und verantworteten Entscheidungen ist es, möglichst wertorientiert und sinnvoll zu denken, zu handeln, zu leben. In der Fähigkeit der Orientierung an Werten und der Sinnfindung drückt sich die Person des Menschen aus. Durch sie sind Freiheit und Verantwortlichkeit aufeinander bezogen.

Das Leben führen Menschen in der Zeit. In der wertorientierten und sinnvollen Lebensführung gestaltet das Individuum seine Persönlichkeit im Kontext der persönlichen Lebenszeit.

- Das Wissen um die durch den Tod begrenzte Zeit des Lebens individualisiert jene zur persönlichen Lebenszeit. Die Endlichkeit des individuellen Lebens fordert zur persönlichen Verantwortung für die Gestaltung der Lebenszeit auf.

Jede, jeder ist frei, sich für oder gegen die Lebensmöglichkeiten zu entscheiden. Freiheit und Verantwortlichkeit im Leben sind auf die Sterblichkeit des Einzelnen bezogen und enden mit dem Tod. Die Endlichkeit des Lebens und die Sterblichkeit des Menschen entfalten so die lebensmotivierende Wirkung, gegenwärtig und sinnoffen zu leben.

- In der Gestaltung der Lebenszeit und der Entwicklung zur Persönlichkeit drückt sich die Würde des Menschen aus. In dem, was er kann, mag, darf und soll, konfrontiert jede, jeder sich selbst mit den jeweiligen Sinnmöglichkeiten und dem werthaft Gesollten. Jeder Mensch hat aufgrund seiner Freiheit lebenslang die souveräne Möglichkeit, zu allem, was ihm begegnet und was ist, Stellung zu nehmen. Darin lebt er Verantwortlichkeit für sich, seine Lebensgeschichte und seine Lebenswelt.
- Die Lebensgeschichte umfasst die sinnvollen Erlebnisse genauso wie Versäumnisse oder sinnwidrige Entscheidungen und Handlungen. Rückwirkend kann das gelebte Leben nicht mehr verändert werden, weil es zur vergangenen Wirklichkeit geworden ist. Eine veränderte Bewertung des vergangenen Lebens und seiner Erfahrungen in der Gegenwart ist dem Einzelnen immer möglich.

> Die Herausforderung zur freien und verantwortlichen Stellungnahme zu den Gegebenheiten und zum individuellen Erleben ist durch die Lebensgrundspannung zwischen Sein und Sollen motiviert. Der einzelne Mensch findet sich vor werthaft Gesolltem, das zur sinnvollen Verwirklichung im persönlichen Leben anregt.

- Die Lebensgrundspannung setzt zwei personale Kompetenzen voraus, die Selbstdistanzierung und die Selbsttranszendierung. Mit ihnen vermag der Einzelne die Lebensgrundspannung aufrecht zu erhalten oder wieder herzustellen. Selbstdistanzierung und Selbsttranszendierung fördern die Verwirklichung des Sinnvollen im Möglichen.
- Mit der Fähigkeit, sich zur eigenen Befindlichkeit oder gegenüber Bedürfnissen zu distanzieren, der Selbstdistanzierung, schafft die Einzelne den jeweiligen Handlungs-, Erlebens- und Einstellungsraum, worin Orientierung an Werten und sinnvolle Verwirklichung möglich sind.
- Im entschiedenen Streben nach dem Sinn der konkreten Lebenslage überschreitet der einzelne Mensch Engführungen (Sorgen, Angst, Zwang), Resignation (Verweigerung, Depressivität), Aggression (Wut, Feindseligkeit, Manipulation) und übernimmt Verantwortung für sich (Selbstgestaltung, Vertrauen, Selbstmitgefühl) und seine Lebenswelt (Lebensgestaltung, Mitgefühl, Hilfsbereitschaft). Er überschreitet seine Befindlichkeit, Befangenheit und Einschränkungen auf

die jeweiligen Werte hin. Die Selbsttranszendierung ermöglicht dem Menschen auch unter Belastungen und in Krisen, frei und verantwortlich zu leben.

- Menschliches Leben vollzieht sich in der Begegnung mit der Lebenswelt. In sozialen Erfahrungen wird sich der Einzelne seines Herkunfts- und Zustandsbildes bewusst. Beides beeinflusst das Selbstbild. Die wertschätzende Beziehung zu anderen Menschen ermöglicht dem Einzelnen die Intuition seines Wertbildes. Das Wertbild umfasst die personalen Entwicklungsmöglichkeiten eines Menschen. Die Urform der wertschätzenden Begegnung ist die Liebe als ideale Form der Selbsttranszendierung auf einen Mitmenschen hin.

Leben und Erleben ist von Krisen begleitet. Krisen sind keine Krankheiten oder Störungen; sie können jedoch beides auslösen oder die Folge von beidem sein. In Krisensituationen ist der Mensch zur Entscheidung herausgefordert, die Führung in seinem Leben zu übernehmen. Krisen verweisen durch alle belastenden Symptome hindurch auf eine Unterbrechung oder den Verlust der Sinnorientierung. Die zwei Grundtypen gestörter Sinnorientierung sind die Existenzielle Frustration und das Existenzielle Vakuum.

- Eine Existenzielle Frustration entsteht, wenn ein Mensch Sinn nicht mehr wahrnehmen kann. Es bestehen für ihn jedoch keine Zweifel an der Vorhandenheit von Sinn. Vielmehr empfinden sich Betroffene in ihrer Sinnwahrnehmung, im Zugang zum Sinn blockiert. Das dadurch reduzierte Wertgefühl für sich und die Lebenswelt äußert sich in eingetrübter Stimmung, Dämpfung von Antrieb und Lebensmotivation, Episoden sozialen Rückzuges und erhöhtem Suizidrisiko.
- Das Existenzielle Vakuum besteht im Verlust der Überzeugung, dass es Sinn gibt. Gefühle der Sinnentleertheit und Inhaltslosigkeit des Lebens und der Wertlosigkeit der eigenen Person drücken sich in Lebenslähmung, depressiven Zuständen, Pessimismus, Negativismus und Lebensüberdruss aus. Betroffene fühlen sich hoffnungslos, wertlos, orientierungs- und initiativelos. Akute Suizidalität bei zunehmender Depressivität erfordern fachliche Therapie.
- Krisen sind wie die Erfahrungen mit Schuld, von Leid und Tod existenziell unvermeidbar. Grundsätzlich verfügt der Mensch als geistige Person über die Möglichkeit, durch Selbstdistanzierung Freiräume für den Wertebezug und die Sinnorientierung zu schaffen. Indem er sich von Werten anregen lässt, auf die Suche nach dem Sinn der Lage zu gehen, kann er Belastungen transzendieren. Ist tätige Sinnsuche oder sinnerfülltes Erleben kaum mehr möglich, vermag der Betroffene für ihn persönlich sinnhafte Einstellungen vor allem zu Leid und

zum Tod zu erarbeiten. Jene ermöglicht es ihm, hochbelastende Situationen, die nicht zu verändern sind, so zu ertragen, dass er sein Leben weiterhin sinnoffen führen und so in seiner persönlichen Würde bleiben kann. Darin besteht die Souveränität der Person. Zur Souveränität gehören auch Zweifel an der Sinnhaftigkeit des Lebens angesichts von Leid und Tod.

- Trauer ist die Fähigkeit, sich an den Verlust von wertvollen Menschen und auch anderer Lebenswerte anzupassen. In der Trauer verändert der Betroffene das Verständnis seiner selbst und das Verhältnis zur Lebenswelt. Betroffene passen sich an ein Leben ohne den verlorenen Wert oder den verstorbenen Menschen in dem Wissen an, dass das Erlebte unwiderruflich zur persönlichen Geschichte gehört. Die Einstellung zum gelebten, erlebten Leben kann verändert werden. So fördert der Einzelne seine Aufmerksamkeit für das künftige Leben.

Lebensführung vollzieht sich im Fluss der Zeit, in dem sich Zukunft, Gegenwart und Vergangenheit miteinander in der Gestaltung der Persönlichkeit und der Lebensgeschichte verbinden. Das gesamte individuelle Leben eines Menschen wird im Tod zur Vergangenheit.

- Gegenüber den Möglichkeiten der Zukunft kann jeder Mensch die Initiative ergreifen, sich frei für oder gegen einzelne davon zu entscheiden. Was jemand in der Gegenwart lebt, wird in der Vergangenheit zum Faktum seiner Biografie. Jene kann im Blick auf sinnvolle Lebensmotive zufrieden und dankbar erlebt werden.
- Der persönliche Tod macht das gesamte gelebte und erlebte Leben zum Faktum. So entsteht das individuelle Wirklichkeitsbild der Person. Die geistige Person als Grundakt von Freiheit und Verantwortlichkeit kann zwar durch Fehlentscheidungen, sinnwidriges Verhalten, traumatische Erlebnisse, körperliche und psychische Erkrankungen gestört, niemals aber zerstört werden. Jeder Mensch bleibt im Kern seiner selbst lebenslang frei, verantwortlich, wertvoll und sinnoffen. Darin drückt sich seine souveräne Würde aus, auch wenn sie unter extremen Umständen nur noch für ihn selbst wahrnehmbar ist.
- Das Sterben eines Menschen ist der lebensbeschließende Prozess seiner Geschichte. Auch das Sterben kann jeder Mensch kraft seiner Person in Würde, Freiheit, Verantwortlichkeit als sinnoffenes letztes Leben gestalten oder mitgestalten. Im Anerkennen und der Akzeptanz seiner zunehmenden Bedürftigkeit und zuletzt seines Todes führt er sich und die Menschen um ihn herum durch das letzte Leben.
- Die Sterblichkeit wirkt als starkes Motiv für eine präsente und entscheidungsbereite Lebenshaltung.

8.2 Anthropologische Begriffsbestimmungen für die Hospizarbeit

Wer mit Sterbenden arbeitet, begegnet Menschen in einer besonderen Lebenssituation. Das Leben ist durch eine schwere Erkrankung oder weit fortgeschrittenes Alter hochbelastet. Die persönliche Lebenszeit erscheint durch das beginnende Sterben gezeichnet. Dennoch ist viel zu entscheiden: die Veränderung der Therapieziele im Übergang von curativer zu palliativer Therapie, die Frage nach dem Ort zum Sterben, in der die Vorstellungen Sterbender mit den Möglichkeiten der Angehörigen nicht selten kollidieren, sofern es Angehörige gibt. Die Konfrontation mit dem nahenden Tod führt zur Ambivalenz von Abwehr der Sterblichkeit und dem Ersehnen des Todes, um das zuweilen schwer erträgliche Leid zu beenden. Das Selbstbild Sterbender ändert sich, weil viele selbstverständliche Fähigkeiten an Pflegende abgegeben werden. Die Autonomie sterbender Menschen und deren Möglichkeit und Fähigkeit, über das letzte Leben selbst zu bestimmen, werden zur Herausforderung nicht nur für die Betroffenen, sondern auch für die Beteiligten. Existenzielle Fragen stellen sich mit oft erheblicher Dringlichkeit:

- Wieviel Zeit brauchen Sterbende, um das Neue ihrer Lage so zu verarbeiten, dass sie verantwortbar entschieden werden kann?
- Woher nehmen Menschen im letzten Leben die Motivation, sich an den ihr Leben erheblich beeinflussenden Entscheidungen zu Lebensort, Therapie und Pflege zu beteiligen, ja sie selbst zu fällen?
- Haben sie noch einen Zugang zu den Bedürfnissen und Wertvorstellungen, um die Qualität des letzten Lebens persönlich mitzubestimmen?
- Fördert die sorgende Mitwelt das Gespür, die Auseinandersetzung, die Entscheidungsbereitschaft und -befähigung Sterbender durch Verlässlichkeit, Vertrauen und Wertschätzung in der Begegnung und den Strukturen?
- Fühlen sich alle an der Umsorge von Sterbenden Beteiligten, die An- und Zugehörigen, die Pflegenden, Therapeuten und Ärztinnen, in die individuelle Lage des Menschen so ein, dass jener gut unterstützt die Führung durch die letzte Zeit seines Lebens übernehmen kann?

Diese Fragen markieren die besonderen Herausforderungen der hospizlichen und palliativen Praxis. Welche Umsorgehaltung entwickelt wird, hängt wesentlich davon ab, mit welchen anthropologischen Grundbegriffen in welcher Ausformung gearbeitet wird. Die logotherapeutisch orientierte Anthropologie, wie sie bisher entwickelt wurde, bietet für die Palliative Care und die Hospizarbeit geeignete Beschreibungen des Menschen als Person an. Sie können im Sinne einer würde- und personbasierten Haltung die hospizliche und palliative Praxis anleiten. Das hospizliche Ethos gründet in der Würde und der damit verbundenen Anerkennung der Souveränität des Einzelnen, mit der jener sein Leben bis zum letzten Atemzug führt. Es entfaltet sich in der Achtung vor der Freiheit und Verantwortlichkeit des jeweiligen Sterbenden. Es fördert die Selbstbestimmtheit und erhält die als Autonomie verstandene Selbstsorge während des gesamten letzten Lebens. Selbstbestimmtheit und Autonomie drücken sich im Respekt vor dem persönlichen Wertesystem eines sterbenden Menschen aus und erleichtern ihm die Sinnfindung unter den herausfordernden Anpassungsbedingungen des Sterbens. Dadurch wird die hospizliche Umsorge so umfänglich wie möglich der Persönlichkeit der individuellen Sterbenden gerecht. Das letzte Leben gehört insofern mit allen seinen Besonderheiten zur höchstpersönlichen Lebensgeschichte. Im Folgenden werden die anthropologischen Grundbegriffe für ein den existenziellen Bedingungen des Lebensendes angemessenes Menschenbild bestimmt.

Würde

Würde ist ein existenzieller Grundbegriff: Jeder Mensch hat als Person Würde. Die Person des Menschen ist störbar, aber nicht zerstörbar. Insofern verbindet die unveräußerliche Würde der Person alle Menschen miteinander. Sie ist die Grundlage menschlicher Verbundenheit. Jeder lebt seine Würde auch individuell. Denn er gestaltet sie im Maße seines Könnens (Möglichkeiten und Freiheit), seines Mögens (Bedürfnisse und Werteorientierung), seines Dürfens (Selbsterlaubnis zur Sinnverwirklichung) und seines Sollens (Lebensaufgabe und Verantwortlichkeit). Dadurch unterscheidet die höchstpersönliche Würde Menschen als Einzelne voneinander. Jeder Mensch übernimmt Verantwortung für den Zugang, die Gestaltung und den Ausdruck seiner Würde. Er ist frei darin, würdevoll oder würdelos zu leben. Würdelosigkeit bedeutet nicht den Verlust der Würde selbst: Jede und jeder bleibt unter allen Umständen ein könnender, mögender, dürfender und sollender Mensch, auch wenn der Zugang zu diesen Grundmotivationen von außen eingeschränkt oder selbstbeschränkt ist.

Sterbende erleben ihren Zugang zur Würde immer wieder als blockiert. Die Würde gerade des Sterbenden wird in seinen Grundmotivationen zum Leben konkret lebbar: Wie lebt ein Sterbender seine Freiheit (Können)? Welche Werte haben Bedeutung für ihn (Mögen)? Was gestattet er sich (Dürfen)? Wofür übernimmt er Verantwortung (Sollen)?

Souveränität

Souveränität wird durch die konkrete Würde des Einzelnen möglich. Souveränes Leben hebt für einen Moment und in einer konkreten Lage deren Begrenztheit auf und vollzieht so das, was durch die Begrenzung unmöglich gewesen ist. Souveränität schafft einen Ausnahmezustand, in dem die Freiheit für einen Moment die Verantwortlichkeit überwindet, um das zu ermöglichen, was für die Lage das Sinnvolle ist. Souveränität ermöglicht die Zurückstellung der moralischen Verantwortung zugunsten der Freiheit zum Sinn in einer konkreten, existenziellen Ausnahmesituation mit dem Ziel, die persönliche Würde zur Geltung zu bringen. Souveränität und Würde gehören zusammen.

Angesichts des Todes erhält die individuelle Souveränität die Würde eines Menschen aufrecht. Würdevolles Sterben ist im Augenblick des Todes souveränes Sterben eines wertvollen Menschen.

Freiheit und Verantwortlichkeit

Freiheit und Verantwortlichkeit stehen in einem Bedingungsverhältnis zueinander. In Freiheit und Verantwortlichkeit vollzieht sich der Einzelne als Person. Freiheit besteht zunächst in der Freiheit von Beschränkungen, Belastungen, Aufgaben und Herausforderungen. Sie ist orientiert an dem, was der Einzelne kann und mag. Sie wird vollzogen in der Affirmation einer Wahl oder Entscheidung, in der Selbsterlaubnis. Die Grenze zur Willkür und Beliebigkeit entsteht durch die Verantwortlichkeit für den Sinn der Freiheit oder die moralische Forderung an sie. Wer sich in Freiheit entscheidet, übernimmt gleichzeitig die Verantwortlichkeit für die freie Entscheidung. Er bindet mindestens die Folgen der Entscheidung an den Akt der Freiheit zurück. Die individuelle Verantwortlichkeit vollzieht sich darin, sich zu den persönlichen freien Akten zu bekennen und zu stellen. Jede „Freiheit von" ist somit auch eine „Freiheit zu", nämlich primär die Freiheit zur Verantwortung. In der sinnvollen Entscheidung bringt der Einzelne Freiheit und Verantwortlichkeit in ein der Lebenslage angemessenes Verhältnis. So viel Freiheit wie möglich und so viel Verantwortlichkeit wie nötig, kann als Faustregel dafür gelten.

Für Sterbende bleibt das Bedingungsverhältnis von Freiheit und Verantwortlichkeit die Grundlage der Lebensführung. Sie sind trotz der Einsicht in die unausweichliche Sterblichkeit frei, das letzte Leben in Freiheit zu gestalten und dabei Verantwortung für die Umsorge ihrer Lage zu übernehmen. Wieviel und welche Umsorge ist ein Sterbender bereit in Selbstverantwortlichkeit zu akzeptieren? Was mutet er den Umsorgenden zu? Wo zieht der Sterbende die Grenze der Umsorge?

Selbstbestimmtheit

Selbstbestimmtheit gründet in der Freiheit und Verantwortlichkeit des Menschen. Die Selbstbestimmtheit ist ein Merkmal der Selbstgestaltung des Menschen. Jene vollzieht sich in den Entscheidungen, in denen der Einzelne sich in der Auseinandersetzung mit den biologischen, psychischen und sozialen Gegebenheiten des Lebens zu einer unverwechselbaren Persönlichkeit formt. Selbstbestimmung drückt den Willen des Einzelnen im Blick auf seine Persönlichkeits- und Lebensentwicklung aus. Auch die Entscheidung für fragwürdige, selbstschädigende und selbstzerstörerische Verhaltensweisen und Gedanken gehört in den Bereich der Selbstbestimmtheit. Selbstbestimmtheit äußert sich in Selbstwirksamkeit. Die Behinderung der Sinnfähigkeit kann zu destruktivem Gebrauch der Selbstbestimmung und zu krisenbegünstigender Selbstwirksamkeit führen. Die Rückbindung der Freiheit in der selbstbestimmten Entscheidung an die Verantwortlichkeit für den Entscheidungsakt und die Moralität der Folgen oder Wirkungen daraus bezieht die Selbstbestimmung auf die würdevolle Selbstgestaltung des Menschen und des Lebens. Selbstbestimmtheit setzt den Zugang zur persönlichen Würde voraus.

Bei sterbenden Menschen ist die Fähigkeit der Selbstbestimmung so lange zu fördern wie irgend möglich. Nur so bleibt der Sterbende auch selbstwirksam. Selbstbestimmtheit gehört zur Würde des sterbenden Menschen und verlangt unbedingten Respekt durch andere.

Autonomie

Im Unterschied zur Selbstbestimmtheit, die auf Selbstgestaltung ausgerichtet ist, gründet die Autonomie im Weltverhältnis des Einzelnen. Der eine Pol der Autonomie ist die Distanzierungsfähigkeit des Menschen zu den Lebensbedingungen und zu sich selbst. Wer autonom ist, schafft einen vernünftigen Zwischenraum zwischen sich als Person, den Stimmungen und Emotionen, sowie den Normativen der Lebenswelt. In diesem Zwischenraum setzt der Einzelne persönliche Regeln für sein Leben. Er reguliert den Einfluss der Lebenswelt auf sich als Person. Dadurch schafft er für sich die Autonomie gegenüber Bindungen, Vergemeinschaftungen und Vergesellschaftungen. Die Distanzierungsfähigkeit ist mit der Fähigkeit zur Selbsttranszendierung verbunden. Jeder Mensch findet sich durch die Lebensgrundspannung in einem Bezug zu Werten. Weil er Werte erkennt, wenn sie ihn situativ ansprechen, gewinnt er Motive, sich selbst in eine werthafte Beziehung zur Wirklichkeit zu setzen. Darin besteht der andere Pol der Autonomie, weil sie auf einer Wertsetzung beruht, in der die Unabhängigkeit des Einzelnen von den verschiedenen Einflüssen auf ihn gründet. Autonomie besteht demnach darin, sich in Verantwortung für die Lebenswelt Regeln (Normative) für das höchstpersönliche Leben zu geben.

Die Autonomie Sterbender ist häufig durch deren Lebenslage eingeschränkt. Dabei kommt es leicht zu Konflikten zwischen der Selbstbestimmtheit des Sterbenden und den Erfordernissen der Lebenswelt und der Umsorge. Jene fordern die Selbstbeschränkung der Autonomie durch Appelle an seine Verantwortlichkeit für das letzte Leben und seine Herausforderungen.

Werte, Wertschätzung

Werte strukturieren das Grundverhältnis des Menschen zum Leben. Das Grundverhältnis besteht in der produktiven Auseinandersetzung mit den Lebensmöglichkeiten (Leistungswerte), im Erleben, in der Hingabe an bereichernde Lebenserfahrungen (Erlebniswerte) und in der Einstellung zu Lebensgegebenheiten, die als gewährte Gunst oder als forderndes Leid (Einstellungswerte) dem Menschen gegenübertreten. Werte zeichnen das Leben für den Einzelnen als bedeutsam aus. Sie wirken attraktiv und motivieren den Menschen zu Erkenntnis und Verwirklichung sinnvoller Möglichkeiten. Werte verleihen konstruktive Energie. Sie verweisen auch auf die Würde des Einzelnen. In der Ahnung seines Wertbildes entdeckt das Individuum seine personalen Entwicklungsmöglichkeiten. Vor allem die wertschätzende Begegnung mit anderen Menschen ermöglicht den Zugang zum individuellen Wertbild, in dem die persönliche Würde eines Menschen aufscheint. Wertschätzung aktiviert das Wertgeschehen zwischen Menschen und ermöglicht intersubjektive Sinnentdeckung. Das Wertesystem eines Menschen oder einer Gruppe ist, weil sich die Sinnmöglichkeiten dauernd verändern, anpassbar. Bestimmte Werte werden zeitweise priorisiert und andere nachgeordnet.

Für den Sterbenden ist der Bezug zu den Werten, die er bisher lebte, und die Frage danach, welche Werte angesichts des Todes für sein Leben gerade essenziell sind, lebenswichtig. Denn so vermittelt sich ihm der Zugang zu seiner individuellen Würde.

Sinn, Sinnfindung

Sinn ist personbezogen einzigartig, situationsbezogen einmalig. Sinn ist immer gegenwärtig. Er kann vom Einzelnen für sich in den Wertbereichen des Lebens entdeckt und gefunden werden. Sinn kann nie von anderen vermittelt oder gegeben werden. Sinn ist immer und unteilbar der persönliche, individuelle Sinn. Die persönliche Sinnfindung motiviert das Individuum unmittelbar zur Sinnverwirklichung. Dennoch bleibt der Mensch auch gegenüber dem Sinn frei. Er kann sich immer gegen das Sinnvollste in einer Situation entscheiden. Auch dafür trägt er

Verantwortung. Wer verantwortlich Sinn findet und verwirklicht, erlebt bestärkende und bereichernde Emotionen. Insofern sind Sinnerlebnisse für das Leben des Menschen unverzichtbar.

Für Sterbende bleibt die Sinnfrage. Häufig wird dabei nach dem Sinn des bisherigen oder ganzen Lebens gesucht. Zweifel, ob das Leben wirklich sinnvoll war, entstehen daraus, dass zu wenig nach dem Sinn in den Situationen des letzten Lebens gesucht wird. Auch für den Sterbenden ist Sinn höchstindividuell und präsentisch. Inwieweit er Lebensereignisse als sinnvoll bewertet, hängt immer von der gegenwärtigen Sinnvitalität des Menschen, auch im Sterben ab. Die Sinnfrage verbindet die Lebensabschnitte miteinander und macht das Sterben als letztes Leben bewusst.

Lebensqualität

Die Lebensqualität des Einzelnen hängt mit seiner Werteorientierung und Sinnerfüllung zusammen. Wer im Lebensvollzug die situativen, persönlichen Sinnmöglichkeiten vergegenwärtigt, erschließt sich den Zugang zu seiner Emotionalität. Er erlebt für sich die Bandbreite tragender und belastender Gefühle. Die emotionale Qualität des Lebens ist davon bestimmt, dass der Einzelne sich für die gesamte Palette seiner Gefühle öffnen kann, nicht vorwiegend davon, dass es ihm stimmungsmäßig gut geht.

Für sterbende Menschen gehören Gefühle, die die konkrete Daseinslast und das Leid begleiten, genauso zum Leben wie die tragenden, konstruktiven Gefühle der Lebensgeborgenheit. Sie verweisen darauf, dass das Leben umfassender ist als das Leiden. Die Lebensqualität Sterbender erschließt sich daraus, wieweit das Leid in das Leben integriert werden kann. Gelingt diese Integration trotz intensiver Unterstützung und persönlicher Bemühungen nicht (mehr), wird die Qualität seines Lebens für den Sterbenden kaum erfahrbar. Dennoch kann er seine individuelle Würde bewahren. Lebensqualität erleichtert den Zugang zur Würde; umgekehrt ermöglicht die persönliche Würde dem Sterbenden, seine Lage trotz mangelnder Lebensqualität zu ertragen.

8.3 Wissenschaftstheoretische Bemerkungen zur logotherapeutischen Anthropologie

Logotherapie und Existenzanalyse beruhen auf einem Netz anthropologischer Beschreibungen, deren wissenschaftliche Geltung Frankl und seine Nachfolger in den phänomenologischen Analysen von Edmund Husserl und vor allem Max

Schelers begründen (Riedel et al., 2015). Eine wissenschaftlich fundierte empirische Evaluation der logotherapeutischen Anthropologie steht allerdings aus. Batthyány und Guttmann (2006) stellten auf der Basis der Datenbanken der American Psychologican Association und PsycINFO eine erhebliche Anzahl von Studien zur Logotherapie vor. Jene beschäftigen sich mit den Themen Sinnbegriff, Sinn und psychische Gesundheit, therapeutische Strategien der Paradoxen Intention und der Dereflexion, richten sich also vorwiegend auf Strategien und Verfahren in der Logotherapie. Viele dieser Studien sind zudem in der logotherapeutischen Arbeit kaum rezipiert. Zsok (2016) hielt fest, dass die ca. 600 bei Batthyány und Guttman gelisteten Studien, die Wirksamkeitsnachweise für die Logotherapie enthalten, in Deutschland kaum Beachtung gefunden hätten. Andererseits ist die Logotherapie in Österreich und der Schweiz als Regelverfahren der Psychotherapie offiziell anerkannt. Damit wird die Wirksamkeit und die wissenschaftliche Begründung ihrer Voraussetzungen und Arbeitsweisen vorausgesetzt.

Ein kurzer und gut anwendbarer Fragebogen, Schedule for Meaning in Life Evaluation (SmiLE), ermittelt die sinngebenden Bereiche im Leben (Fegg et al., 2008). Der Aufbau des Fragebogens enthält einen Freitextteil. Dort sind drei bis sieben sinngebende Bereiche des Lebens in beliebiger Reihenfolge zu nennen. Im Bewertungsteil können Probanden jeden der genannten sinngebenden Bereiche in einer Skala von „sehr unzufrieden“ bis „sehr zufrieden“ und in einem zweiten Schritt von „nicht wichtig“ bis „sehr wichtig“, bzw. „äußerst wichtig“ einschätzen. Damit erhält man ein übersichtliches und valides Bild der Einschätzung der Sinnhaftigkeit des Lebens jeweiliger Probanden (Trachsel & Maercker, 2016). Der Fragebogen ist sinnorientiert, jedoch nicht explizit logotherapeutisch basiert. Er eignet sich auch für die Palliative Care.

Trotz weniger rezeptionsfähiger Evaluationen kann die Logotherapie als wissenschaftlich begründete Ergänzung der Psychotherapie gesehen werden. In ihren verschiedenen aktuellen Ausformungen gründet sie weitestgehend in der durch die Existenzanalyse gewonnenen Anthropologie, die als normativ angesehen werden kann. „Die Logotherapie und Existenzanalyse sind je eine Seite ein und derselben Theorie. Und zwar ist die Logotherapie eine psychotherapeutische Behandlungsrichtung, während die Existenzanalyse eine anthropologische Forschungsrichtung darstellt.“ (Frankl, 2010, S. 57f.) Es geht in der Forschung am Menschen und seinem Leben nicht um die zergliedernde Analyse der Existenz. Frankl ging es eher darum, die Existenz des Menschen zu explizieren. Existenzanalyse entfaltet die Dimensionen, in denen die Existenz, die Person, die der Mensch ist, sich vollzieht. Existenz ist „das menschliche Sein, das dem Menschen arteigene Sein, dessen Eigenart darin besteht, daß es sich beim Menschen nicht um ein faktisches, sondern um ein fakultatives Sein handelt“ (Frankl, 2010, S. 61). Das Attribut fakultativ verweist auf den Möglichkeitscharakter des Lebens und die verantwortliche Entscheidung des Einzelnen.

Einstweilen muss der nachprüfbare Bezug zur Anthropologie Frankls für jedes als Logotherapie bezeichnete Konzept als wissenschaftliches Kriterium gelten. Dazu gehört der Bezug auf Endlichkeit und Sterblichkeit als existenziellen Merkmalen des Menschseins. Insofern ist die Leidensfähigkeit und der Tod ein Thema der existenzanalytischen Anthropologie (Frankl, 2007). Eine sinnorientierte Stellungnahme und eine fachliche Hilfe zu Leiden und Tod ermöglichen Frankl zufolge die Arbeit mit Einstellungswerten. „Wenn ich im rechten, nämlich aufrechten Leiden noch eine letzte und doch die höchste Möglichkeit der Sinnfindung sichtbar mache, dann leiste ich nicht erste, sondern letzte Hilfe.“ (Frankl, 2007, S. 308) Das beschreibt das Motiv dieses Buches, anhand der Anthropologie, die der Logotherapie zugrunde liegt, die leitenden Begriffe für das Menschsein im Sterben für die Hospizarbeit und die Palliative Care zu rekonstruieren und deren Anwendungszusammenhang zu beschreiben. So entsteht eine Anthropologie der hospizlichen Umsorge, der letzten Hilfe, wie Frankl sie selbst nannte.

9 Anthropologische Dimensionen der Begleitung

Hospizarbeit beruht auf der Begleitung und Umsorge von Sterbenden, derer An- und Zugehörigen und trauernder Menschen. Begleitung ist keine psychologische Therapie oder psychosoziale Beratung. Beides kann in der hospizlichen Begleitung sinnvoll eingesetzt werden. Begleitung ist eine Form der Umsorge um den sterbenden Menschen, die die souveräne Würde des Sterbenden als Maßstab für die Begegnung anerkennt, die Selbstbestimmtheit durch Respekt vor den Werten des Einzelnen fördert. Das Medium der Begleitung ist die Begegnung mit dem Sterbenden. Welche Bedeutung hat das logotherapeutische Menschenbild für die hospizliche Begleitung?

9.1 Wertschätzende Begegnung als Grundform der hospizlichen Begleitung

Im psychosozialen Sorgezusammenhang (Care) werden Betroffene und Beteiligte unterschieden. *Betroffene* sind alle, für die in der Situation lebensverändernder Konfrontationen mit Leid umfassende Sorge organisiert wird. Als *Beteiligte* werden diejenigen verstanden, die am Sorgeprozess in unterschiedlichen Fachlichkeiten und Funktionen mitwirken. Im hospizlichen Prozess sind die Sterbenden die Betroffenen. Auch Angehörige, die durch das Sterben mitmenschlich tief berührt und erschüttert sind, können zu Betroffenen werden. Pflegende, Ärztinnen, Therapeuten und ehrenamtliche Hospizbegleiterinnen, auch Nachbarn und Freundinnen sind in der Regel Beteiligte an der Sorge um den Sterbenden. Sie organisieren und verwirklichen als „Care-giver“ (Conradi, 2001, S. 52) den Sorgeprozess (**Abbildung 9-1**). Betroffene können im Laufe des Care-Prozesses Beteiligte werden und umgekehrt Beteiligte zu Betroffenen.

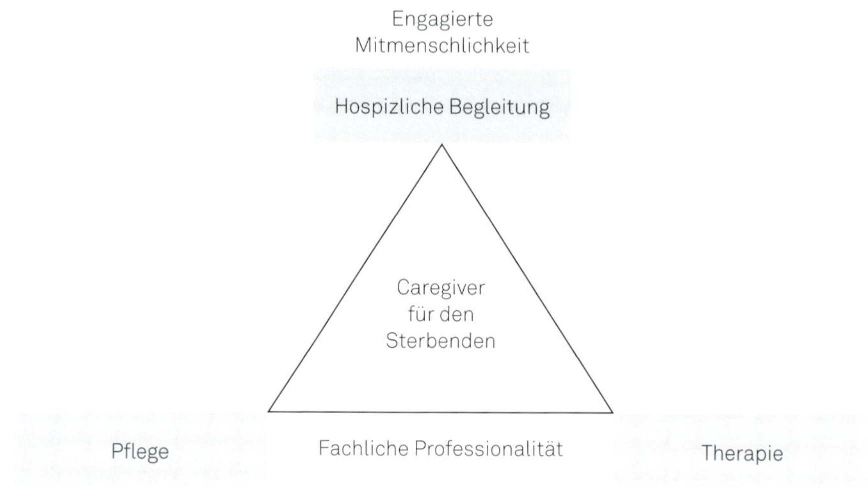

Abbildung 9-1: Caregiver im palliativen Sorgezusammenhang

Die ehrenamtliche Hospizbegleitung erfüllt eine besondere Aufgabe im sorgenden Kontext: Sie ist zusammen mit Pflege und Therapie des Sterbenden eine eigene Form professioneller Zuwendung. Von der Begleitung durch An- und Zugehörige unterschiedet sie sich durch „engagierte Mitmenschlichkeit“ (Schuchter et al., 2018, S. 13). Ehrenamtliche Hospizbegleitung setzt eine spezielle Weiterbildung mit einem Curriculum für die „Qualifizierte Vorbereitung Ehrenamtlicher in der Sterbebegleitung“ (Deutscher Hospiz- und Palliativverband, 2021) voraus und wird in der Regel als Hospizdienst organisiert. Als qualifiziertes Ehrenamt übernimmt sie zwischen professioneller Pflege und fachlicher Therapie die Aufgabe, den Sterbenden und sein Familiensystem im letzten Leben zuverlässig mitmenschlich zu unterstützen. Die Kompetenz „engagierter Mitmenschlichkeit“ als Kern hospizlicher Begleitung, die auch einmal die Aufgabe von Ärztinnen, Therapeuten und Pflegenden sein kann, wird in diesem Kapitel auf der Grundlage des logotherapeutischen Menschenbildes entwickelt.

Frankl führt in der Auseinandersetzung mit der Psychoanalyse Freuds den Begriff „existenzielle Begegnung“ (Frankl, 2007, S. 30) ein. Das Ziel der Psychoanalyse Freuds bringt er auf die Formel: „Wo Es ist, soll Ich werden;“ und ergänzt aus logotherapeutischer Perspektive: „aber das Ich wird Ich erst am Du.“ (Frankl, 2007, S. 31) Er erweitert das Ich-System Freuds durch mitmenschliche Begegnung, die konstitutiv für den Menschen als Selbst-Sein ist. Der Mensch gewinnt sich als Person in der Selbsttranszendierung hin auf andere Menschen. Für Frankl kann deshalb die existenzielle Begegnung nur eine Begegnung zwischen Personen sein.

Der Begriff *„Person"* oder *„geistige Person"* bezeichnet in der Logotherapie, wie bereits mehrfach entwickelt, den Kern des einzelnen Menschen. In der Persönlichkeitspsychologie werden dafür auch die Begriffe „integriertes Selbst" (Kuhl, 2007, S. 76) oder „Selbstsystem" (Kuhl, 2005, S. 186) verwendet.

Merke

Der Mensch ist Person. Die unüberbietbare Einmaligkeit und Einzigartigkeit jedes Menschen, der sich frei für die sinnvollsten Möglichkeiten entscheiden kann und darin Verantwortung für die Werthaftigkeit seines Lebens übernimmt, ist Ausdruck personalen Daseins. Er gewinnt seine Person in der wertschätzenden Begegnung mit anderen Menschen.

Als geistige Person nimmt der Einzelne sinnoffen und an Werten orientiert Stellung zu allen Gegebenheiten seines Daseins, zu sich selbst, zu seiner menschlichen Mitwelt und der natürlichen, auch zur technologischen und digitalen Umwelt. Die körperliche Konstitution, die psychische Disposition, soziale Prägungen und Umwelteinflüsse können die Persönlichkeit krisen- und krankheitsbegünstigend beeinflussen, sie aber nicht zerstören. Wir erinnern uns an Frankls Aussage: „Die geistige Person ist störbar nicht aber zerstörbar." (Frankl, 2005, S. 109) Wenn Menschen, auch im Sterben, anderen begegnen, dann vollzieht sich das in der personalen Dimension – oder anders formuliert, in ihrer Würde. Der Zustand des Sterbenden kann die entscheidungsfähige Person beeinträchtigen, aber keinesfalls aufheben. Personale Begegnungen sind demzufolge wertschätzend und von der individuellen Würde der einander Begegnenden getragen.

Wie wirkt sich das Personsein in der hospizlichen Begegnung aus?

In der palliativen und hospizlichen Arbeit begegnen wir Menschen in besonders vulnerablen (verletzlichen) Situationen. Entscheidend ist, dass wir in der Wahrnehmung des Sterbenden nicht an den Symptomen anhaften und ihn dadurch auf die Symptome reduzieren. Die ganze Existenz ist im Alter, in schwerster Erkrankung, die jederzeit zum Sterben führen kann, verletzlich geworden. Deshalb bedürfen nicht allein die Symptome dafür unserer Aufmerksamkeit. Der jeweilige Mensch, der uns in seinem letzten Leben gegenübertritt, fordert zur Zuwendung auf. In der Begleitungsarbeit entwickelt sich Verbundenheit mit der menschlichen Person, die mehr ist als die Symptome, mehr als das hohe Alter, die Verletztheit und Krankheit. Zu dieser Person gehört ihre manchmal erst kurze Lebensgeschichte samt den Erfolgen und Misserfolgen, samt ihrer Sinnhaftigkeit und ihren

Zweifeln. Die gesunden Seiten, die starken Ressourcen und das Leid sind Teil der Lebensgeschichte, gleich wie lange sie schon währt. Zu ihr gehört auch die Sterblichkeit. Es ist der sterbliche Mensch in seiner Einmaligkeit und Einzigartigkeit und nicht nur ein Symptomträger, dem wir begegnen. Die Symptome müssen für die Durchführung von angemessener Behandlung und Pflege erkannt und fachlich bewertet werden. Das Wissen aller Beteiligten vom Person*sein* des Sterbenden entzieht ihn der Bewertung durch andere. Weil er bei allem Leid Mensch ist, ist er in seiner höchstpersönlichen Würde zu respektieren. So vollzieht sich jede professionelle palliative Maßnahme auch in der Dimension der existenziellen Begegnung. Für ehrenamtliche Hospizbegleiterinnen ist jene der vorwiegende Handlungsraum.

Hospizliche Begleitung unterscheidet sich von der mitmenschlichen Begegnung durch das professionelle Menschenbildwissen – oder wie es die Studie von Schuchter et al. (2018, S. 14) benennt, durch die „Weisheit ..., die aus der Beziehung zwischen Begleitenden und Betroffenen erwächst". Während Pflege und Therapie Fachlichkeit der Umsorge und der Behandlung intendieren, ist die Begleitungsarbeit auf die Ermöglichung einer Wertbildbegegnung hin angelegt. „Im Ansehen des Wertbildes gewinnen beide, Betroffene und Begleitende, gegenseitige Wertschätzung füreinander." (Riedel, 2006, S. 26) Sterbende und Hospizbegleiterinnen verbinden sich auf der personalen Ebene so miteinander, dass Sterbende ihren Freiraum für Sinnorientierung im letzten Leben finden können und sich selbst, das Leben als wertvoll erfahren. Insofern hat Hospizbegleitung eine eigene Professionalität: Sie setzt nicht die fachliche Distanz zum Sterbenden voraus, zu der die mitmenschliche Nähe hinzukommen kann. Sie besteht in erster Linie in der *mitfühlenden* Begegnung, die aus dem professionellen Menschenbildwissen heraus gestaltet wird. „Ehrenamtliche sind zuständig für das, was im medizinischen oder pflegerischen Handeln eher nicht zur Sprache kommt. Der Seelenschmerz, die Hoffnung oder Hoffnungslosigkeit, Vergebung und Versöhnung oder auch die Angst um die Menschen, die man zurücklässt." (Schuchter et al., 2018, S. 16). Längle (2021, S. 147; Erklärung im Orig.) bezeichnet dies als phänomenologische Haltung: „Dieses Sich-Öffnen in einer schauenden und freigebenden Haltung erzeugt ein generatives Feld (von lat. generare ‚erzeugen', ‚hervorbringen')." In diesem Feld entsteht mitfühlende Verbundenheit in der lebensbeendenden Situation des Sterbenden, deren Grundlage die Wertschätzung des Menschen und des Lebens ist.

Mitgefühl wird in der Achtsamkeitspsychologie erforscht und beschrieben (Gilbert, 2011). Zwei Qualitäten eignen dem Mitgefühl als Fähigkeit, sich mit dem Menschen in seinem Leid zu verbinden, die einfühlende Toleranz und die

„Wärme“ im Sinne einer „emotionalen Qualität von Sanftheit und Freundlichkeit“ (Gilbert, 2011, S. 271).

Merke

Der Mitfühlende schließt ein Bündnis mit dem konkreten Menschen, nicht mit dessen Leidenszustand.

Mitfühlende Begegnung eröffnet dem Sterbenden, der darin mit sich selbst und seiner Würde in Berührung kommt, personale Einstellungsmöglichkeiten, nämlich die Selbstdistanzierung und die Selbsttranszendierung. Er kann sich, wenn ihm der Begleitende Mitgefühl entgegenbringt, zumindest für kurze Zeit von seinem Leid und der Last der Sterblichkeit distanzieren (Jetzt wird mir leichter um' s Herz.). Vielleicht findet er in der Distanz auch den Mut, über seine Symptomlast auf Möglichkeiten sinnvollen Erlebens hinauszuschauen (Ich fühl mich ein wenig zufriedener.). Darin zeigt sich der Zusammenhang zwischen der allgemeinen Würde des Menschenseins und der individuellen Würde des Einzelnen. Die mitfühlende Verbundenheit gewährt den Raum für die grundsätzliche Anerkennung der Würde des Menschseins: Weil du Mensch bist, eignet dir Würde. Im Mitgefühl verbinden sich nun Menschen nicht allein in ihrem Menschsein miteinander, sondern ein konkreter Einzelner verbindet sich mit einem anderen Einzelnen, indem sie einander Ansehen schenken. Beteiligte fühlen mit dem Sterbenden als Individuum mit, so das jener sich selbst begegnen, sich selbst spüren kann. Dem Sterbenden erschließt sich so seine persönliche Würde: Ich fühle mit dir, so dass du dich in deiner Würde spüren kannst, wenn du magst. Der Sterbende erschließt dem Begleitenden, dem Besucher, dem Umsorgenden seine Intimität und schenkt das würdevolle Ansehen zurück. Mitfühlende Verbundenheit vollzieht sich als wertschätzende Begegnung von Menschen, die darin mit sich in ihrer würdevollen Individualität in Berührung kommen. Soziologisch wird von „Responsivität“ und „Resonanz“ aufeinander gesprochen (Rosa, 2019, S. 38). Die achtsamkeitsgeleitete Care-Ethik zielt die Überwindung von assymetrischen Verhältnissen im Umsorgezusammenhang an. „Mit ‚Achtsamkeit‘ wird also akzentuiert, daß Menschen andere Menschen achten und sich ihnen zuwenden, ohne daß dies implizit mit Autonomie verknüpft ist.“ (Conradi, 2001, S. 56) Erst die Unterstellung der Autonomie fördert Machtkonstellationen, die die Selbstermächtigung und Selbstbestimmung des Sterbenden durch ein Kompetenzgefälle zwischen Begleitendem und Begleitetem verhindern, statt die dynamische Begegnung zwischen beiden zu fördern.

Verdeutlichen wir am Beispiel eines Hospizgastes, wie mitfühlende Begegnung sich auswirkt

Der Gast, etwa 60 Jahre alt, litt an einem Bronchialkarzinom, das ihn bereits sehr geschwächt hatte. Er wirkte kachektisch (ausgezehrt), war dehydriert (Flüssigkeitsmangel) und erlebte häufige Attacken von Dyspnoe (Atemnot). Nach Jahrzehnten eines unsteten Lebens auf der Straße wurde er in einem Wohnheim für Obdachlose aufgenommen. Nach wenigen Monaten dort konnte er ins Hospiz umziehen. Die geborgene Atmosphäre, das eigene Appartement und die freundliche Einladung, Bedürfnisse und Wünsche zu äußern, verunsicherten ihn. Im Erstgespräch war er schüchtern, schamhaft. Mit der Zeit erzählte er von seinem Leben. Er hatte zahllose beschämende Situationen erlebt, von der Insolvenz seines kleinen Handwerksbetriebs und rücksichtslosen Gläubigern bis zur Abwendung der Ehefrau und später seiner Kinder. Voller Scham und wahrhaftig zugleich berichtete er von seinem Alkoholabsturz, vom unentwegten Rauchen: Die Zigarettenglut war vor allem in der Nacht Erinnerung an das einstige Zuhause und stiftete zugleich ein wenig Geborgenheit im kühlen Dunkel. Im dritten Gespräch hielt er plötzlich inne, wurde still, schwieg eine Weile. Er räkelte sich gemütlich in seinem Sessel und packte ein dickes Kissen auf seinen Schoß. Dann schluchzte er: Dass ihm jemand bei seiner Geschichte zuhöre und ihn nicht auslache oder verhöhne, dass seine Geschichte jemand interessiere und der sich nicht abwende, dass jemand immer wieder zu ihm ins Zimmer komme wie ein Besuch, und frage, wie es ihm gehe, was er denke, was ihm Halt gegeben hätte in den langen Jahren, was er selbst zu seinem Leben meine ... Schließlich vertraute der Gast mir etwas an, was er noch keinem gesagt habe, weil es ja bisher keinen interessierte. Nach dem schlimmsten Alkoholabsturz vor wenigen Jahren sei es ihm so schlecht gegangen, dass er fast gestorben wäre. Ich wandte mich ihm ganz zu. Er sprach sehr leise. Sein Atmen machte ihm zu schaffen. Da habe er sich erinnert, dass irgendwo noch seine Kinder lebten. Und er habe sich daran erinnert, dass er einmal ein tüchtiger Handwerker gewesen sei. Leider war er kein guter Geschäftsmann. Aber als Handwerker habe er seiner Zunft alle Ehre gemacht. Ich griff seine Nachdenklichkeit in meiner Haltung auf. Du bist kein schlechter Mensch, habe er sich gesagt. Du darfst nicht mehr so mit deiner Gesundheit umgehen. Du musst auf dich schauen. Wer weiß ...; dabei verstummte er wieder. Schweigend rang er mit der Atemluft. Ich reichte ihm die Sauerstoffbrille. Jetzt, setzte er wieder ein, sei er im Paradies angekommen. Er brauche sich um nichts kümmern. Er bekomme Besuch von mir und unsere Zeit miteinander gebe ihm viele gute Gedanken. Ich meinte zu ihm: Das sehe ich ein wenig anders. Sie trauen sich alle diese guten Gedanken wieder selber zu. Sie haben jetzt einen Platz gefunden, wo ihr Leben und ihre Gedanken dazu gut aufgehoben sind. Mich beeindrucke, wie er diese Lage für sich nutze. Unsere Begegnungen wurden mehr und mehr zu existenziellen Gesprächen, solange er sprechen konnte. Sein Thema war, was er sich wert sein darf. Er werde als „guter Mensch“ sterben. Der Hospizgast hatte also in der Begegnung eine Wertbilderfahrung gemacht, die ihm die Möglichkeit der Einstellungsänderung zu sich und seinem Leben ermöglichte.

Auf zwei Grundlagen beruhte diese hospizlich-psychotherapeutische Begleitung: der *Wertschätzung* mit der Möglichkeit der Wertbilderfahrung des Gastes und dem *Mitgefühl* als Fähigkeit, sich so mit dem Menschen zu verbünden, dass er mit seiner Würde in Berührung kam (guter Mensch) und zu seinem (letzten) Leben Stellung nehmen konnte (als guter Mensch sterben). Auf diesen beiden Grundlagen stellt sich in logotherapeutischer Perspektive Professionalität als engagierte Mitmenschlichkeit dar.

9.2 Das „Dichte Gespräch“ – ein Modell wertschätzender Kommunikation

Die hospizliche Begleitung vollzieht sich in der wertschätzenden Begegnung. „Begegnung braucht den unmittelbaren Kontakt, der Dialog ist ihr Mittel.“ (Längle, 2021, S. 147) Gespräch und Dialog sind zentrale Medien der Arbeit mit sterbenden Menschen und auch mit den An- und Zugehörigen. Bilden Wertschätzung und Mitgefühl die Grundlage für die würdebasierte Begegnung, so stellen sich die Zuwendung im Gespräch und der Austausch von Argumenten, Gedanken und Emotionen im Dialog als bedeutsame Medien der hospizlichen Begleitung dar. Auch dafür können wir auf die logotherapeutische Anthropologie zurückgreifen.

Böschemeyer (1996, S. 180, 1998, S. 5) entwickelte das „Dichte Gespräch“ als Strategie für die logotherapeutisch orientierte Begleitung (**Abbildung 9-2**). Sie eignet sich ebenso gut für die Hospizarbeit. Anthropologisch gesehen beruht sie auf der wertschätzenden Begegnung. Die Haltung im Dichten Gespräch ist selbsttranszendent. Sie lässt das Wort beim Betroffenen; es soll sein Wort sein – und nicht das der Begleitenden. Sie hilft, eine angemessene Sprache für das zu finden, was am Leben schwierig oder bereichernd ist. Die Sprache im Dichten Gespräch versucht sensibel für die Würde des Menschen und den Wert des jeweiligen Themas zu sein. Die Verbundenheit in der personalen Dimension schafft den Begegnungsraum, der im Dichten Gespräch auch der Raum für die Worte wird.

Der Begleitende greift die Worte, Stimmungen, Emotionen und Bilder der Gesprächspartner auf und legt jene Äußerungen im Raum des Gespräches noch einmal vor. Dieses Verfahren ähnelt der Strategie des Spiegelns, das aus der gesprächszentrierten Therapie nach C. Rogers (1902–1987) bekannt ist. Böschemeyer legt Wert auf das selbstdistanzierende Moment darin. Im nochmaligen Hinhalten des Gesagten durch den Begleitenden ist es möglich, das Gesagte in Distanz zu sich selbst (Selbstdistanzierung) zu hören. Die Begleiterin fragt nach dem, was das gesprochene Wort, aus der Distanz betrachtet, auch noch bedeuten kann. Die Distanz im wiederholenden Hinhalten des Gesagten öffnet die Gedanken und die Sprache für Alternativen. Das Gespräch wird zur Suche nach dem an-

Haltung
Verbundenheit im personal Menschlichen
Begleitender
als Mitsuchender für das angemessene Wort
als Resonanzraum für Worte, Werte und Sinn
Intention
Konfrontation mit den Sinnmöglichkeiten
Situationsklärung:
Ist das Gesagte auch das Gemeinte und Gefühlte?
Motivationsklärung:
Ist das Gelebte auch das Gekonnte, Gewollte, Gedurfte und Gesollte?
„Dichtes Gespräch"
nach Böschemeyer
Strategien
Hinhalten
Fragendes Denken
Wortsuche
Schweigen
Merke:
Selten Hermeneutik, immer Heuristik!
Ziel
Erkennen
bislang nicht bewusster Werte
Empfinden
der Wirkung der neu erkannten Werte auf Persönlichkeit und Situation

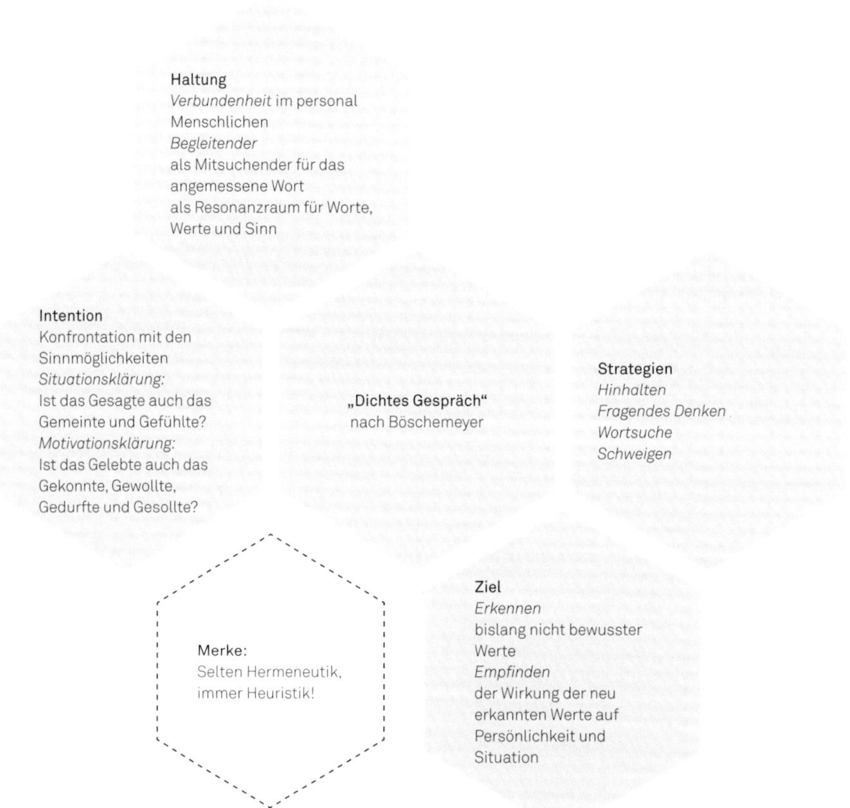

Abbildung 9-2: Komponenten des Dichten Gespräches

gemessenen Gedanken und dem passenden Wort (Selbsttranszendierung). Das Dichte Gespräch beruht also *nicht* auf der Deutung des Gesprochenen. Es vollzieht sich selten als Hermeneutik, aber immer als Heuristik. Die Sprechenden werden durch Selbstdistanzierung angeregt, den Raum für andere, neue Bedeutungen zu öffnen und diese zuzulassen. Jeder *darf* für sich auch anders denken und sprechen als bisher. Es motiviert ihn, seine Aufmerksamkeit über die Lage und das Gesagte hinaus auf die Möglichkeit weiterer Bedeutungen und veränderter Sinnmöglichkeiten zu lenken. So erschließt sich im Gespräch allmählich und behutsam die Möglichkeit der personalen Stellungnahme zu dem, was gesagt wird.

Ein ausführliches Beispiel aus der Hospizarbeit verdeutlicht, was das Verfahren des Dichten Gesprächs meint. Nach der Situationsbeschreibung stelle ich die Gesprächsvignette dar. Zuletzt analysiere ich das Gespräch im Sinne der Strategie des Dichten Gesprächs.

Zur Situation

Die junge Frau, Mitte dreißig, leidet an einem nicht mehr heilbaren Mammakarzinom. Sie hat schon verschiedene Therapien hinter sich. Schließlich hatte sie sich für die palliative Weiterbehandlung entschieden und wird durch die SAPV (Spezialisierte ambulante Palliative Versorgung) mitversorgt. Sie wünschte sich psychotherapeutische und hospizliche Unterstützung. Im Folgenden stelle ich, anonymisiert und leicht abgewandelt, einen autorisierten Ausschnitt aus einem Dichten Gespräch mit der Patientin dar:

Die Gesprächsvignette

Betroffene: Mich macht das Sterben jetzt doch sehr unruhig. Ich spüre nicht direkt Angst. Es ist so eine Unruhe in mir. Ich kenne mich gar nicht mehr. Es ist, wie wenn mich etwas beschäftigt, und ich komm' nicht drauf, was.

Begleiter: Ihre beiden letzten Äußerungen wiederhole ich noch einmal für Sie. Hören Sie sich dabei zu. Sie sagten: Ich kenne mich gar nicht mehr. Es ist, wie wenn mich etwas beschäftigt, und ich komme nicht darauf, was. – Ein weiteres Mal wiederhole ich das Gesagte. Die Betroffene hört sehr aufmerksam, fast angespannt zu.

Betroffene: Normal bin ich schon einigermaßen gefasst. Ich kann mich auch gut selbst beruhigen. Wir haben da schon öfter drüber geredet. Es ist jetzt so, als zerfällt der Boden unter mir. Wissen Sie, wie wenn ich auf einem Beet stehe, das ganz lockere Erde hat – und auf einmal sinke ich ein. Der Boden gibt nach. – Schweigt.

Begleiter: Also kein Sumpf, sondern aufgelockerte Erde: das Beet, das ganz lockere Erde hat. Wie ist die Erde so locker geworden?
Betroffene: Die habe ich selbst aufgelockert. Ich wollte ja Bohnen pflanzen, Buschbohnen. Die mögen wir so gerne. Leise fügt sie an: mochten ich und meine Familie so gerne.
Begleiter: Und diese aufgelockerte Pflanzerde gibt unter Ihnen nach.
Betroffene: Ich hab' gerade einen komischen Gedanken: Vielleicht ist das gar nicht das Bohnenbeet. – nachdenkliche Pause – Hab' ich mein Grab vorbereitet? Da ist ja die Erde auch ganz weich. – Langes Schweigen – Hab' ich schon geahnt, dass ich sterbe? – Nach längerem Schweigen fügt sie mit belegter Stimme an: Hab' ich meinem Mann nicht zugetraut, dass er mich richtig beerdigen kann?
Begleiter: Sie sagten vorher auch: Sie beschäftigt etwas, und Sie kommen nicht darauf, was.
Betroffene: Mein Mann ist so lieb zu unseren beiden Kindern. Er hat viel mehr Geduld mit ihnen als ich. Er ist gut in seinem Beruf. Ich musste nie Angst haben, dass er zu wenig verdient für uns. Aber so im normalen Leben ist er einfach nicht gut. Da ist er vergesslich und umständlich. Ein Mannsbild halt. – Kurze Pause, ich höre weiter zu. – Ehrlich, ich kann mir nicht vorstellen, dass er alleine zurechtkommt.
Begleiter: Was heißt das für Sie: zurechtkommen?
Betroffene: Dass er das nach meinem Tod schafft, den Behördenkram, die Beerdigung und dann das Tägliche danach. Und das mit Beruf und Kindern. Ich weiß nicht ...
Begleiter: Ist er dabei ganz auf sich allein gestellt: Behördenwege, Organisation Ihrer Bestattung, Sorge für die Kinder, Alltag?
Betroffene: Nein, nein. Seine Schwester, meine Schwägerin, die hilft ihm ganz sicher. Die beiden sind ziemlich eng. Sie ist auch meine beste Freundin. Durch sie hab' ich ihn ja kennen gelernt (lächelt).
Begleiter: Sind Sie sicher, dass Sie das Beet schon ganz bestellt haben?
Betroffene: Sie meinen das Bohnenbeet. Mein Grab. – Wenn ich nachdenke: Nein! Ich glaub', das Wichtigste habe' ich noch gar nicht gemacht.
Begleiter: Wollen Sie aussprechen, was Sie für das Wichtigste halten?
Betroffene: Ich muss mit meiner besten Freundin, ähm, mit meiner Schwägerin reden. Unbedingt. (Recht bestimmt:) Herrschaft, dass ich da nicht gleich draufgekommen bin. Ich rufe sie gleich an, wann sie mich besuchen kann.
Begleiter: Was können Sie sonst noch tun?
Betroffene: Aufschreiben, was ich alles mit ihr reden will. Dass mir das selbst nicht eingefallen ist. Echt: Ich bin jetzt viel beruhigter.

Analysieren wir das Gespräch anhand der Strategien für das Dichte Gespräch:

Durch das *behutsame Hinhalten des Gesprochenen* klärt sich für die Patientin dessen Bedeutung. Zuerst ist es der Selbstbildkonflikt (kenne mich nicht mehr) und die Unklarheit (komm nicht darauf, was mich beschäftigt). Das Zuhören lenkte die Aufmerksamkeit der jungen Frau von den Affekten (Unruhe, Grübeln) auf den Inhalt, den Boden, der unter ihr brüchig wird (Bild für die Selbstdistanzierung). Das Bild wird aufgegriffen und mit einer Unterscheidung noch einmal vorgelegt: nicht Sumpf, sondern lockere Erde. Daran fügt sich die Frage, woher die gelockerte Erde kommt. Auch hier wird durch die offene Frage Deutung vermieden. Nicht: Wer hat die Erde gelockert, sondern: wie wurde sie locker. Beide, Begleiter und Betroffene, bleiben zwanglos im Assoziationsraum der Gartenbestellung. So erhellt sich die Situation, die die Begleitete belastet, irritiert, umtreibt. Die reflektierende Frage richtet sich auf die zusätzlichen Lebens- und Verhaltensmöglichkeiten, die für den Dialogpartner in der Situation gegeben sind. Es war in diesem Gespräch wichtig, nicht auf die naheliegende Trauer (mochten wir so gerne) einzugehen, sondern das Bild des unsicheren Bodens zu vertiefen, das die Betroffene selber gefunden hat. Durch den Vorschlag, dass es Pflanzerde, die nachgibt, und nicht einfach nur Boden ist, leitet der Begleiter die Selbsttranszendierung ein: Die Betroffene sieht eine neue Möglichkeit im Bild, die Vorbereitung des Grabes als Ahnung davon, dass sie sterben wird.

Reflektierendes Fragen öffnet die Begleiteten für die *Motivation* (Sinnorientierung), die Lage anders als bisher zu sehen oder sich verändert zu verhalten. „So verfolgen wir das Wort, die Worte bis hin zu jenem ‚Ort‘, an dem sie geboren werden, und verstehen mehr und mehr, was Seele und Geist sagen wollen. Wir folgen den Worten, bis uns auf-geht, dass alles zusammenklingt: der Gedanke, das Gefühl und das Wort.“ (Böschemeyer, 1996, S. 180) „Kultur der Wortsuche“, durch die der Dialog für mögliche Sinnerfahrungen offengehalten wird, nennt Böschemeyer (2002, S. 29) diese Haltung im Gespräch. Indem die Betroffene in der Gesprächsvignette die eventuelle Überforderung ihres Partners thematisiert, kommt sie ihrer Lösung näher: Sie braucht ein Gespräch mit der Schwägerin. Damit erschließt sich der jungen Frau eine sinnvolle Lösung für die beunruhigende Lage, die sich damit viel beruhigter anfühlt.

Immer wieder lassen im vorliegenden Gespräch die Sterbende und der Begleiter das *Schweigen* zu. Das Schweigen ist neben dem Hinhalten und dem reflektierenden Fragen eine dritte Möglichkeit im Dichten Gespräch.

Merke

Schweigen ist sinnvoll,

- wenn ein wichtiges Wort gefallen ist, damit es bei den Gesprächspartnern ankommen und wirken kann;
- wenn gerade nichts Wichtiges zu sagen ist, damit geprüft werden kann, ob alles gesagt ist, was augenblicklich gesagt werden kann;
- wenn das stimmige Wort noch zu suchen ist, „bis es den anderen trifft oder berührt" (Böschemeyer, 2002, S. 29).

Manchmal ist es jedoch auch notwendig, im begleitenden Gespräch das auszusprechen, was jemand sich selber nicht sagen kann (R. Deckart). Dabei geht es nicht um eine Deutung aus der Sicht des Begleitenden, sondern darum, dem Sprache zu verleihen, was im Dialog als stummes, unausgesprochenes Thema mitläuft. Auch das kann eine Variante des Dichten Gesprächs sein.

Praxistipp

Ein Dichtes Gespräch bedarf der *Einübung in die Haltung* des wertschätzenden Sprechens. Dafür legte Böschemeyer (1996, S. 177) „Gedankenanstöße zur Gesprächspraxis" vor. Sie werden in **Tabelle 9-1** durch die Grundmotivationen der Würde strukturiert und für hospizliche Gespräche ergänzt. Die Würdebasierung der wertschätzenden Kommunikation wird so deutlich.

9.3 Mein Leben – ein Denkmal?

Viele Sterbende und Trauernde quälen sich mit abwertenden Gedanken zu ihrem Leben. Anlässe dafür sind:

- die *Anspruchshaltung* gegenüber dem Leben samt dem Gefühl, zu kurz gekommen zu sein;
- *Vorwürfe*, zu wenig aus dem Leben gemacht zu haben;
- *Unruhe und Unzufriedenheit*, weil die Lebenszeit nur mehr kurz ist;
- *Verzweiflung und Wut*, weil das unbelastete Leben viel zu kurz war und Vieles nicht mehr gelebt werden kann.

In der Perspektive des nahenden Todes erscheint das bisherige Leben von vielen Mängeln behaftet gewesen zu sein, kaum zufriedenstellend und unglücklich, im Vergleich zum Leben anderer wenig wert. Die Defizitperspektive herrscht vor.

Tabelle 9-1: Grundmotivationen der Würde

Grund-motivationen	Fragen
Können	Wie kann ich heute im Gespräch sein? Kann ich offen für den Betroffenen sein? Für sein Sterben, seine Trauer, sein Leiden, seine Zweifel, seine Fragen, sein Grübeln? Kann ich offen sein für das, was er (immer) noch nicht sehen kann? Kann ich offen sein für das Unerwartete, Neue, Spontane? Kann ich schweigen? Dem Betroffenen seine Zeit lassen? Kann ich ihn ansehen, ihm Ansehen schenken? Kann ich das Ziel des Gespräches aufgreifen?
Mögen	Mag ich hören, was der Betroffene sagt, klagt, verschweigt? Möchte ich etwas Neues mit ihm erfahren? Möchte ich ihn so sehen lernen, wie er sich selbst sieht? Möchte ich auf sein Sterben eingehen, so dass er mich führt? Mag ich seine Gedanken und Bilder für seine Lage und sich selbst mit ihm betrachten? Mag ich auch etwas von mir erzählen?
Dürfen	Darf ich etwas von mir preisgeben? Wie nahe darf ich dem Betroffenen und seiner Lage mit meinen Gedanken, mit meinen Bildern, mit meinen Fragen kommen? Darf ich alle Themen zulassen, die im Gespräch entstehen? Darf ich schweigen? Wann darf ich das Gespräch beenden? Was darf ich vom Sterbenden fordern?
Sollen	Gebe ich dem Betroffenen genügend Raum für seine Themen? Lasse ich dem Betroffenen sein Wort, sein Bild, seinen Gedanken? Halte ich mich zu sehr zurück? Bin ich klar? Übertreibe ich? Beschwichtige ich? Dominiere ich? Sollte ich eine Grenze ziehen? Meine Unsicherheit ausdrücken?

Das sog. *Scheunengleichnis* Frankls enthält einen für diese frustrierende Situation konstruktiven Perspektivenwechsel. Er führt eine veränderte Bewertung der persönlichen Lebenszeit ein. Frankl schreibt:

„Denn wie steht der durchschnittliche Mensch zur ‚Zeit'? Er sieht das Stoppelfeld der Vergänglichkeit – aber sieht nicht die vollen Scheunen der Vergangenheit. Er will, daß die Zeit stillstehe, auf daß nicht alles vergänglich sei; aber er gleicht dem Manne, der da wollte, daß seine Mäh- und Dreschmaschine stille steht und am Platz arbeitet und nicht im Fahren; denn während die Maschine übers Feld rollt, sieht er – mit Schaudern – immer nur das sich vergrößernde Stoppelfeld, aber nicht die gleichzeitig sich mehrende Menge des Korns im Innern der Maschine. So

> ist der Mensch geneigt, an den vergangenen Dingen nur zu sehen, daß sie nicht mehr da sind; aber er sieht nicht, in welche Speicher sie gekommen." (Frankl, 1991, S. 56)

Das Gleichnis vom Stoppelfeld und der Scheune charakterisiert die logotherapeutische Sicht der Endlichkeit und Sterblichkeit. Das Ende der Lebensgeschichte bedeutet aus der Perspektive des Zeitflusses (siehe Kapitel 4.3) nicht die Auslöschung alles Gelebten. Das bisherige Leben mit allen gelebten und erlebten Ereignissen ist zur unzerstörbaren Wirklichkeit geworden: „vergangen *sind* sie; ‚einmal' gezeitigt, sind sie ‚für immer verewigt'." (Frankl, 1991, S. 56, Hervorhebungen im Original). Was vergangen ist, ist zum unveränderbaren Denkmal des Lebens geworden. Der Vergangenheit wird nichts hinzugefügt, sie wird auch nicht reduziert. Sie kann aus der Gegenwart betrachtet werden. Diese Sichtweise ermöglicht veränderte Bewertungen des gelebten und erlebten Lebens. Deshalb lohnt sich die Besichtigung der Lebensscheune, der Blick auf die Vergangenheit, um zu sehen, was *tatsächlich* das bisherige Leben ausgemacht hat. Das kann ganz praktisch durchgeführt werden (**Abbildung 9-3**).

Der Sterbende oder die Trauernde suchen Dokumente des gelebten Lebens wie Fotoalben, Tagebücher, Kalender, WhatsApp-Einträge, Social-Media-Posts oder Mails als Erinnerungshilfen. Sie nehmen einen Bogen Papier, ein Tablet, einen Laptop. Ein Lebenshaus, die Scheune wird darauf abgebildet. In der Scheune oder dem Lebenshaus gibt es verschiedene Stockwerke, Räume und Winkel. Die Betroffenen tragen selbst oder lassen auf der Grundlage der Erinnerungshilfen

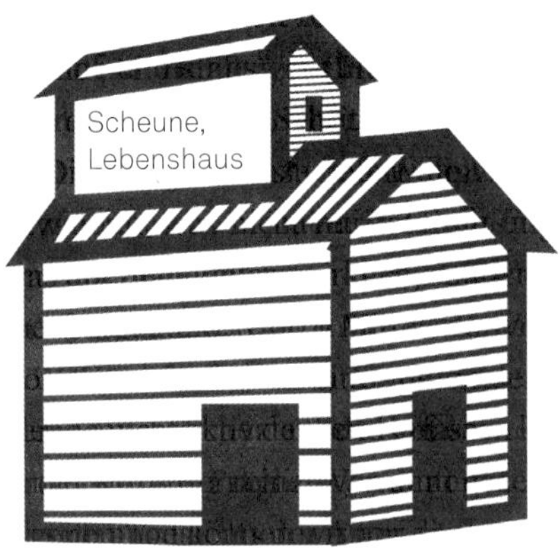

Mit den folgenden Fragen kann der Ertrag des Lebens *geordnet* werden.

- Bei welchen Ereignissen fühlten Sie sich glücklich?
- Was war schwer für Sie, hat sich aber gelohnt, es erlebt zu haben?
- Was hat Ihr Leben belastet?
- Wovor sind Sie ausgewichen?
- Wobei haben Sie viel gelernt?
- Wo ist noch Platz für Neues?

Eine andere Möglichkeit, die Ereignisse des gelebten Lebens zu ordnen, besteht im *Aufräumen des Lebenshauses:*

- Was gehört in den Dachboden?
- Was in die Wohnräume?
- Was in das Untergeschoss, in den Keller?

Abbildung 9-3: Speicher der Vergangenheit

Lebensereignisse und Erinnerungen mit Stichpunkten in die Scheune oder das Lebenshaus eintragen.

Innerhalb der Scheune oder des Lebenshauses kann alles umgeräumt werden. Umräumen, neu anordnen entspricht einer veränderten Bewertung einzelner Tatsachen im Leben. Nichts aus der Lebensgeschichte kann entsorgt und weggeworfen werden. Alles, was in der Scheune ist, gehört zum Ertrag des Lebens. „Nichts Geschehenes läßt sich ungeschehen machen – nichts Geschaffenes läßt sich aus der Welt schaffen." (Frankl, 2005, S. 136) Den Lebensereignissen kann bei der Scheunenbetrachtung eine *neue* Ordnung gegeben werden. Vielleicht drängte sich etwas ständig in den Vordergrund, hat jedoch angesichts des Sterbens seine Bedeutung verloren. Bisher Unbedeutsames gewinnt für das letzte Leben eine veränderte Wichtigkeit. Das Ordnen des Lebens schafft Übersicht und Orientierung für die Sterbenden (Riedel, 2020). Es zeigt, wo Leben versäumt wurde, Entscheidungen oder Verhaltensweisen falsch, sinnwidrig waren und unangenehme, belastende Folgen nach sich zogen. Vielleicht entdeckt jemand tatsächliche Schuld, für die noch Verantwortung übernommen werden soll (siehe Kapitel 7.1). Auch das gehört zum Bestand der Scheune.

Vielleicht findet sich auch etwas, was nicht in die Scheune gehört, was jemand dahinein abgestellt hat. Das sind Aufgaben, Pflichten anderer, die jene einem aufgebürdet haben. Eine Frage kann also auch sein: Was gehört nicht hierher, weil es gar nicht Bestandteil des eigenen Lebens ist? Was nicht selbstgewählt in das Leben gehört, woran man sich lebenslang abarbeitete und doch zu keinem befriedigenden Ergebnis kam, kann jetzt aus der persönlichen Verantwortung genommen werden. Das lässt manche Schamgefühle, sich einer Aufgabe nicht angemessen gestellt zu haben, in sich zusammenfallen.

Aus der Hospizarbeit

Eine hochbetagte Dame entdeckt während der Scheunenarbeit einen Auftrag, an dem sie, wie sie meint, gescheitert sei. Die sterbende Mutter vertraute ihr die Sorge für ihren jüngeren Bruder an. Sie nahm die Verantwortung für ihn sehr ernst. Immer wieder verzweifelte sie an der Aufgabe, weil ihr Bruder unabhängig und zuweilen riskant lebte. Sie quälte oft das Gefühl, sich nicht wirklich gut um ihn zu kümmern. Als ihr Bruder vor einigen Jahren starb, überschwemmten sie Schuldgefühle, die sie nicht mehr schlafen ließen und depressiv machten. Seitdem nahm sie beruhigende und schlaffördernde Medikamente ein. Jetzt, am Ende ihres Lebens, kam ihr die Verantwortung wie ein Fremdkörper im Leben vor. Sie erinnerte sich, dass ihr Bruder sich von ihr oft zu sehr bemuttert empfand. Ich bin doch schon groß!, waren immer wieder seine Worte. Und: Du brauchst dich nicht kümmern um mich. Wenn ich dich, deine Hilfe brauche, rühre ich mich schon. All seine Worte hatten nichts bewirkt. Jetzt sah sie ein, dass sie eine fremde Verantwortung übernommen hatte. Beherzt radierte sie jene aus ihrem Lebenshaus. Eine lebenslange Last fiel während der letzten Lebenstage allmählich von ihr ab. Gleichzeitig veränderte sich der Blick auf ihren Bruder: Er hatte einfach sein Leben geführt. Er war damit zufrieden. Auch das hatte er ihr bei seinem Sterben gesagt.

Eine weitere Frage zum Lebenshaus kann sein, wie die *Nachwelt* mit dessen Inhalt umgehen wird. Das allerdings kann niemand beeinflussen. Die Einsicht fällt schwer, die Kontrolle über das Denkmal des Lebens mit dem Tod abzugeben und es der Nachwelt zu überlassen. Das kann beunruhigen: Ich kann das nicht mehr steuern. Das vermag auch Angst oder Scham erzeugen: Kann mein Leben angesichts der Maßstäbe und der Bewertung der Nachwelt bestehen? Auch in dieser Lage eignet sich ein kognitives Argument aus der logotherapeutischen Anthropologie zur Entlastung: Verantwortung für das, was das Leben sein wird, trägt jeder, solange er entscheiden kann. Wenn ein Mensch gestorben ist, kann er nichts mehr entscheiden und hat damit auch keine Verantwortung mehr. Solange jemand lebt, kann er sein Denkmal gestalten. Wie das Leben eines Verstorbenen von der Nachwelt bewertet wird, entzieht sich seinem Einfluss und seiner Verantwortlichkeit.

Um die Bilanzsorge für das persönliche Lebensdenkmal zu entlasten, bietet sich die *wertorientierte Form einer „existenziellen Bilanzziehung"* an, wie sie E. Lukas entwickelte (1997b, S. 43ff.; Riedel et al., 2015, S. 195–197). Im wertorientierten Bilanzmodell erklärt sich die Verzweiflung über das angesichts des absehbaren Lebensendes stetig sich vergrößernde Stoppelfeld aus dem Typ der „Haben-Soll-Bilanz". Sie legt folgende Sicht auf das Leben nahe (**Tabelle 9-2**):

Gleichgültig, wie das Haben aussieht, auf der Soll-Seite wird sich immer etwas finden, das jemand noch nicht erlebte, von dem angenommen wird, dass das Leben einem eben das Schönste, Bestätigende und Glückliche schuldig bleibt.

Tabelle 9-2: Haben-Soll-Bilanz

Haben	Soll
Belastetes Leben, Krisen, Leid	Vorenthaltenes, nie erlebtes Glück

Praxistipp

Es ist in einem Bilanzgespräch sinnvoll, der Haben-Soll-Bilanz nicht allzu ausführlich Raum zu geben. Denn das führt zu einer schwer zu unterbrechenden Mischung aus Klage und Anklage, wie in dem bereits erwähnten Klagedreiklang der Lageorientierung (siehe Kapitel 3.1) geschildert.
Eine reflektierende Frage zur Klage, was das Leben alles vorenthalten habe, kann sein: Wenn Sie im Leben auch noch das oder jenes (konkrete Bedürfnisse, Wünsche des Sterbenden oder Trauernden einsetzen) erlebt hätten und das alles auf der Habenseite stünde, ginge es Ihnen dann besser?

Das Argument will Einsicht dafür wecken, dass immer etwas Nicht-Gelebtes bleibt. Keinem Menschen gelingt es, alle Möglichkeiten aus der Zukunft in der Gegenwart zu verwirklichen. Jede Entscheidung für eine bestimmte Möglichkeit ist meist auch die Entscheidung gegen viele andere Möglichkeiten.

Dazu ein Beispiel aus der Hospizarbeit

Der Sterbende, nur wenig mehr als sechzig Jahre alt, beklagte, dass er seine Frau viel zu früh geheiratet habe und sich viel zu spät von ihr scheiden ließ. Er habe sich, als er noch fit war, viel zu wenig ausgetobt. Nach der Scheidung hatte er ständig wechselnde Freundinnen. Immer wenn er eine tolle Frau kennengelernt habe, seien ihm mindestens zwei andere noch tollere aufgefallen. Wenige Male sei es ihm gelungen, gleich mehrere Freundinnen gleichzeitig zu haben. Ich fragte, ob er sich dabei zufrieden gefühlt habe? Er lachte etwas bitter: Vor allem anstrengend sei es gewesen. Ob er jetzt das Gefühl habe, sich ausreichend ausgetobt zu haben? Nein, meinte er. Denn die wirklich interessanten Frauen, die viel jüngeren, hätten ihn ja nicht mehr angeschaut. Er nahm an, dass er dann zufrieden gewesen wäre, wenn er noch ein paar sehr junge Freundinnen gehabt hätte.

Es war schwer, ihm zu vermitteln, dass trotz einiger gleichzeitig verwirklichten Möglichkeiten immer noch unverwirklichte übrigbleiben. Es wird wieder und wieder einen nicht erlebten Flirt neben den vielen erlebten geben. Wie also kann die Bilanz zu mehr Zufriedenheit führen? *Zufriedenheit* ergibt sich aus der Lebensgrundspannung. Jene hält den Einzelnen in einer Beziehung zum Werthaften im Leben. Werte fordern zur Verwirklichung heraus. Sie verweisen den Menschen auf das, was er in der jeweiligen Lebenslage soll. Insofern wird die wertorientierte Bilanzweise der Lebensgrundspannung eher gerecht. Sie konfrontiert das *Sein* des Menschen mit dem, was er *soll* (**Tabelle 9-3**):

Tabelle 9-3: Wertorientierte Bilanz

Sein	Sollen
Gelebtes Leben (Scheune!)	Alles, was sinnvollerweise noch lebbar ist

Der Herr im vorangegangenen Beispiel lebte in der Annahme, dass er sich viele und junge Freundinnen aufgrund der Entscheidung zur Ehe vorenthalten habe. Er versuchte nach der Scheidung seinen Anspruch einzulösen. Er fragte auch jetzt nicht, welche Bindungen er tatsächlich erlebt hatte: die Ehe mit seiner Frau, zu der er sich einmal frei und verantwortlich entschieden hatte; die Freiheit nach der Scheidung für viele erotische Erfahrungen. Er fragte nicht nach dem, was *sinnvollerweise* jetzt noch *lebbar* für ihn war. Vorwiegend sah er darauf, dass er angesichts des Sterbens keine Chance für die Beziehung zu einer ganz jungen Frau mehr haben werde. Als ich ihn fragte, ob es auch andere Bedürfnisse als die Beziehungen zu Frauen gegeben habe, fiel ihm nicht viel ein. Der Beruf war für ihn die Möglichkeit, über ausreichende Finanzmittel zu verfügen. Interessen gab es kaum welche. Froh war er, dass die Ehe kinderlos geblieben war. Und jetzt? Welches Leben wollen Sie jetzt führen? Er dachte nach: Hätte ich etwas, was ich gerne mache, wäre es jetzt einfacher. Ich hielt ihm den Satz noch einmal hin. Er wolle darüber nachdenken. Zeit habe er ja jetzt im Überfluss dafür.

Merke

Der wertorientierten Bilanzform liegt die „Kopernikanischen Wendung" zugrunde. Das Leben wird als Aufgabe, immer auch einmal als Zumutung wahrgenommen. Es ist dabei auch ein Schatz an Ressourcen, der sich auf der Seite des Seins findet. Das Leben will souverän und würdig geführt werden. Die Sterbende oder der Trauernde wird sich auch in der gegenwärtigen Lage den Herausforderungen des Lebens stellen müssen. Sie sind in ihrer Lage mit wertvollen Möglichkeiten konfrontiert, die sie – auf der Seite des Sollens – zur sinnhaften Stellungnahme herausfordern. Die Lebensgrundspannung bleibt erhalten.

Die Form der wertorientierten Bilanz macht bewusst, dass das Leben des Sterbenden noch nicht zu Ende ist. Menschen in Trauer verweist sie darauf, dass es um ein weiteres Leben *mit* dem Verlusterleben geht. Die existenzielle Bilanz holt Betroffene ganz in die Gegenwart ihres Lebens herein. Sie entscheiden nach wie vor, wer sie sind. Mit den Entscheidungen bereichern sie ihre Lebensscheune und gestalten das Denkmal des Lebens weiter. Sie erleben die Freiheit, sich immer wieder neu zu den Gegebenheiten einstellen zu können, und die Verantwortung, es auch immer wieder zu sollen. Darin drückt sich die souveräne Würde des Einzelnen im Leben aus.

Auf dem Weg der wertorientierten Lebensbilanz begegnen Sterbende auch dem, was im Leben gewährt worden ist – ohne Anstrengung, Leistung und Vorleistungen. Die Wertedimension der Einstellung (siehe Kapitel 4.4) ermöglicht, das Gewährte angemessen einzuschätzen. Am Lebensdenkmal gibt es Konturen, die sich der Gunst der Stunde verdanken. Auch demgegenüber ist die Einzelne frei und verantwortlich. Sie kann solche Lebensgeschenke, die Gunst der Stunde, den glücklichen Zufall übersehen, ablehnen oder nicht als solches anerkennen, indem all das für selbstverständlich genommen wird (Anspruchshaltung). Wer das, was ihm einfach gewährt oder zugefallen ist, aufgreift und sich den Geschenkcharakter bewusst macht, der geht damit in der Einstellung aufrichtiger und aufrichtender (keiner pflichtschuldigen!) Dankbarkeit um. Auch hier gilt das Prinzip der Individualität: Was der einen dankeswürdig erscheint, ist für den anderen eine Selbstverständlichkeit. Im Erkennen und Anerkennen des konstruktiv Gewährten im Leben, das „nicht bestellt und geordert werden kann“, gewinnt die Persönlichkeit Güte und Weisheit (Lukas, 1993, S. 143).

9.4 Spiritualität – das „metaphysische Herzensbedürfnis“ (Frankl)

Das Menschenbild der Logotherapie ist geprägt von der freien und verantwortlichen Entscheidung und der Suche nach Sinn. Es verbindet die Rationalität der Entscheidungsbildung mit der Intuition des Sinngespürs. In der Persönlichkeitsentwicklung verbindet sich die Vitalität des Charakterlichen mit den wertorientierten Stellungnahmen der Person. Im letzten Leben leiden Betroffene oft an vitalen Symptomen und zugleich am Verlust der vitalen Energie. Die Entfaltung der rationalen Fähigkeit, die eigene Lage im Wertezusammenhang zu sehen und sich so die Möglichkeit zu erschließen, zu den belastenden Gegebenheiten Stellung nehmen zu können, weist den Weg zur Lebens- und Persönlichkeitsgestaltung angesichts des Leids. Die Erfahrung, dass die Freiheit zur Veränderung bleibt, ist ein wesentlicher Zugang zur individuellen Würde des Sterbenden.

Was gerade beschrieben wurde, bezeichnet Frankl (1991, S. 75) als das „Zimmer der Immanenz“. Der Sterbende lebt in seinem Alltag. Dabei bleibt die Tür offen, „jene Tür, durch die der Geist der Religiosität einziehen, oder der religiöse

Mensch hinausgehen kann in all der Spontaneität, die aller echten Religiosität eignet“ (Frankl, 1991, S. 75). Die Freiheit des Menschen ist nicht nur offen gegenüber den Gegebenheiten des Lebens, sondern auch offen für Fragen, die den Lebensraum für spirituelle Erfahrungen öffnen:

- Kann das Leben nicht auch als ein „von einem Urgrund getragenes“ (Frankl, 1991, S. 63) empfunden werden?
- Ist dieser Urgrund nicht nur ein abstraktes Prinzip, sondern auch als ein „Ur-Du“, ein personaler Gott erlebbar (Frankl, 1991, S. 67)?
- Konvergieren die Werte in dem für sie konstitutiven „Eine[n], das alle Werte eint“ (Frankl, 1991, S. 68)?

Frankl betont für alle Formen der fachlichen und therapeutischen Unterstützung des Menschen, dass sie der jeweiligen wissenschaftlichen Grundlage und den daraus abgeleiteten Strategien und Methoden verpflichtet bleibt. Das Ziel von Therapie ist *Heilung*, ebenso wie das Ziel engagierter, mitmenschlicher Begleitung ein würdebasierter, entlastender Umgang mit den Lebensthemen ist. Darin brechen gerade für Sterbende auch spirituelle Fragen auf.

Merke

Therapie und Begleitung dürfen *nie* Mission sein.

Frankl formuliert das aus der Perspektive des wissenschaftlicher Belegbarkeit und Nachvollziehbarkeit verpflichteten Haltung des Arztes: „Denn weder ist der Arzt als solcher befugt, noch ist er berufen dazu, auf die Frage seines Patienten nach dem Sinn des Daseins eine religiöse Antwort zu geben.“ (Frankl, 1991, S. 74) Für religiöse und spirituelle Antworten ist pastorale Theologie und Spiritual Care zuständig. Ihnen geht es um das *Seelenheil* des Menschen.

Was heißt das für die Hospizarbeit? Als Mitmenschen können Begleitende sich sehr wohl auf religiöse oder spirituelle Gespräche einlassen, wenn sie von Betroffenen angeregt werden. Sie haben keinen fachlichen, wohl aber einen professionellen Auftrag. Begleitende drücken deshalb in der Stellungnahme zu religiösen oder spirituellen Fragen Sterbender oder Angehöriger ihre persönlichen Erfahrungen, ihren persönlichen Standpunkt oder ihre persönlichen Fragen und Zweifel aus. Sie versuchen keinesfalls dafür um Zustimmung zu werben oder die Betroffenen zu beeinflussen. Anders als alle fachlichen Anregungen verbleiben religiöse oder spirituelle Hinweise im Bereich der individuellen Überzeugung, wie die folgende Vignette zeigt:

Fallvignette

Eine hochbetagte Dame äußert gleich zu Beginn der ersten Begegnung, dass sie fest in der katholischen Kirche verankert sei. Sie sehe ihren derzeitigen Zustand als eine von Gott gestellte Aufgabe. Jetzt, wo sie sterben müsse, könne sich ihre Gläubigkeit bewähren. Sie wolle in aller Demut das Leid und den Tod annehmen.

Die Dame zeigte bei diesem Bekenntnis sehr deutliche Symptome von Trauer. Deshalb drückte ich zum einen Respekt gegenüber ihrem Bekenntnis aus; zum anderen schilderte ich meine Wahrnehmung der Trauer: Sie haben sich entschieden, Ihr Sterben in aller Demut anzunehmen. Ihre Entscheidung und das Bekenntnis dazu beeindruckt mich. – Was ich auch wahrnehme, ist die Trauer, die Ihre Worte begleitet.

Sie wirkte ein wenig ertappt. Sie brauche doch keine Trauer verspüren. Denn der Tod mache die Begegnung mit Gott möglich. Etwas Wunderbareres als bei Gott zu sein, könne sie sich nicht vorstellen. Warum also trauern?

Ich greife ihre Gedanken auf: Sie freue sich über die Begegnung mit Gott. Dabei gehe Sie durch das Sterben und den Tod. Da kann ich mir durchaus Anlässe zur Trauer vorstellen: Sie lasse Ihre Tochter, Ihren Enkel, Ihren Schwiegersohn zurück. Sie habe die vertraute Wohnung verlassen und sei ins Hospiz umgezogen.

Die Dame unterbrach mich jäh: Was das alles wert sei im Vergleich dazu, endlich im Himmel zu sein, bei Gott, bei der Gottesmutter Maria?

Jetzt nahm ich sehr persönlich Stellung: Ich will Ihnen nicht verbergen, dass ich mir persönlich den Himmel nicht vorstellen kann. Ich gehe davon aus, dass mit meinem Tod mein Leben endet. Für Sie eröffne sich im Sterben der Himmel. Das ist Ihr fester Glaube. Schließt dieser Glaube die Trauer darüber aus, dass Sterben ja auch Abschied von allen und allem bedeutet, was bisher das Leben war?

Ihre Miene hellte sich auf: Auch Jesus trauerte um seinen Freund Lazarus. Das stimmt. Schmunzelnd fügte sie hinzu: Vielleicht hat er so sehr um ihn getrauert, dass er deswegen den Lazarus zum Leben erweckte? Meinen Sie?

Das kann ich nur schwer beurteilen, antworte ich. Ich denke, dass Jesus ein deutliches Zeichen seiner göttlichen Macht und seiner menschlichen Güte geben wollte. Und ein Bekenntnis zu seiner Freundschaft mit Lazarus, ja, das auch. Wie gesagt, ich kann das nur schwer beurteilen.

Sie meinte: Dann darf ich also schon trauern. Ja, der Abschied von meinem Enkel, von meiner Tochter fällt mir schwer. Und ich weiß, dass mein Schwiegersohn sehr an mir hängt. Wir beide verstehen uns wirklich gut. Vielleicht werde ich ja eine Art Schutzengel für meine Familie? Das wäre sehr schön.

Im Gespräch mit dem Hospizgast fokussierte ich das, wofür ich fachlich zuständig bin: die Wahrnehmung der Trauer. Die fachliche Linie versuchte ich unbedingt zu bewahren. Zugleich beeindruckte mich die Überzeugtheit des Gastes vom Sein bei Gott. Ich konnte das nicht einfach übergehen, wenn ich dem Gast in seiner Würde begegnen wollte. Der Glaube gehörte existenziell zur Persönlichkeit und in den Lebensentwurf der Dame. Mit der Assoziation zur Trauer Jesu um seinen verstorbenen Freund Lazarus gelang es ihr, den Glauben an den Himmel souverän mit der Selbsterlaubnis zur Trauer zu verbinden. Sie drückte ihre persönliche Würde in der veränderten Perspektive mit Souveränität aus.

Die engagierte Mitmenschlichkeit hospizlicher Begleitung verlangte gerade angesichts religiöser oder spiritueller Fragen Zurückhaltung in Ratschlägen und Verzicht auf Überzeugungsarbeit mit der Gesprächspartnerin. Die Aufgabe in der Hospizbegleitung ist es, zur menschlichen Entlastung Sterbender (in der therapeutischen Formulierung Frankls: „seelische Heilung") beizutragen. Dass dabei das „Seelenheil" mit ins Spiel kommen kann, ist eine Wirkung der individuellen Würde von Menschen. Insofern enthält das Modell Frankls (1988, S. 71), das unten auf die Hospizarbeit adaptiert ist, eine Art Faustregel für den Umgang mit spirituellen und religiösen Themen in der Hospizbegleitung: Das Ziel der Begleitung ist es, Sterbenden in der Perspektive menschlicher Würde Entlastungen im Leid zu ermöglichen. Der Effekt in der religiösen und spirituellen Dimension muss dabei keinesfalls ausgeschlossen werden. Denn jene spricht manche Sterbende angesichts des Schmerzes am Leben in deren „metaphysischen Herzensbedürfnis" an (Frankl, 1991, S. 69) (**Abbildung 9-4**).

Der respektvolle Umgang mit religiösen und spirituellen Vorstellungen ist in der logotherapeutischen Achtung vor der Freiheit, der Einmaligkeit und Einzigar-

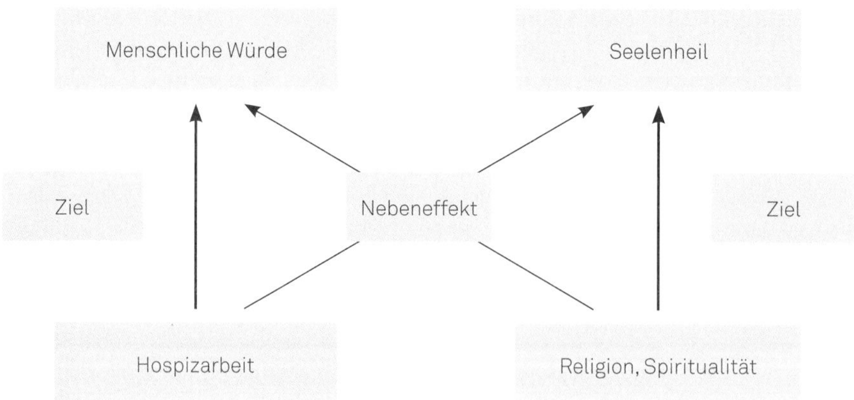

Abbildung 9-4: Professionelle Hospizarbeit, Religion und Spiritualität

tigkeit des Menschen begründet. Die spirituelle und religiöse Bindung eines Menschen gehört zu seiner Intimität. Frankl schreibt in seiner philosophischen Dissertation aus dem Jahr 1949, die er unter dem Titel „Der unbewusste Gott“ veröffentlichte: „Gott ist der Partner unserer intimsten Selbstgespräche. Das heißt praktisch: Wann immer wir ganz allein sind mit uns selbst, wenn immer wir in letzter Einsamkeit und letzter Ehrlichkeit Zwiesprache halten mit uns selbst, ist es legitim, den Partner solcher Selbstgespräche Gott zu nennen – ungeachtet dessen, ob wir uns nun für atheistisch oder gläubig halten.“ (Frankl, 1988, S. 114) Ebendiese Intimität bedarf einer Haltung, die sich am besten mit dem alten Wort „Ehrfurcht“ bezeichnen lässt – und die jede Einmischung in die religiöse oder spirituelle Intimität eines Menschen verbietet. Andererseits haben Religion und Spiritualität als ursprüngliches Phänomen des Menschen in der anthropologisch orientierten, würdezentrierten hospizlichen Begleitungsarbeit ihren natürlichen Ort. Es stellt sich wieder die Frage: Wer also ist der Mensch?

> „Er ist das Wesen, das immer entscheidet, was es ist.
> Er ist das Wesen, das die Gaskammern erfunden hat;
> Aber zugleich ist er auch das Wesen, das in die Gaskammern gegangen ist
> aufrecht und ein Gebet auf den Lippen.“ (Frankl ,1994a, S. 139)

10 Philosophische Schlussbetrachtung

Hospizarbeit dient dem Menschen in einer besonderen Lebenslage, seinem Sterben. Sie vollzieht sich in verschiedenen Dimensionen. Als Palliative Care umfasst sie die medizinische Behandlung und pflegerische Betreuung des Sterbenden. Psychosoziale und spirituelle Fachleute versorgen Sterbende mit psychologischer, sozialpädagogischer und pastoraler Kompetenz. Eine weitere Dimension stellt die ehrenamtliche Hospizarbeit dar, die auf „gelebter Menschlichkeit" (Schuchter et al., 2018, S. 10) beruht. Versteht man Care als Umsorge, so gehören ganz natürlich auch An- und Zugehörige des Sterbenden in diesen sorgenden Kontext hinein. Kurz: Menschen mit unterschiedlichen Fachlichkeiten, Kompetenzen und Zuständigkeiten umsorgen die eine, den einen Sterbenden. Die Dimension der mitfühlenden und wertschätzenden Menschlichkeit definiert für alle am Sorgeprozess Beteiligten die hospizliche Haltung.

Ziel der sorgenden Arbeit und Begegnungen ist es, Sterbende in der Gestaltung des letzten Lebens so unterstützen, dass sie es in Würde führen und erleben können. Dabei werden ihre Fähigkeiten und Fertigkeiten (Können), Vorstellungen, Bedürfnisse und Wünsche (Mögen) wahrgenommen und anerkannt. Können und Mögen der Sterbenden bestimmen das sorgende Handeln aller Caregiver mit. Insofern wird die oder der Sterbende in ihre oder seine Subjektivität eingesetzt. Sie oder er ist die Person, die das *Ziel*, nicht das Objekt der Umsorge darstellt. Gleichzeitig empfinden Sterbende die Umsorge als Herausforderung. Sie fragen sich danach, was an Umsorge sie bewusst annehmen dürfen und was sie einfach geschehen lassen sollen. Das Dürfen, die Selbsterlaubnis, ein Sorgeangebot zu akzeptieren und sich der Sorge anzuvertrauen, beruht auf der Entscheidung der oder des Sterbenden. Darin besteht deren Selbstbestimmtheit. Jede Sterbende kann die Umsorge auch ablehnen. Gleichzeitig sieht sie sich persönlich vor einem Sollen, vor objektiven und subjektiven Notwendigkeiten und Gegebenheiten im letzten Leben. Als

Sterbender sieht er sich *neben* der Freiheit zur Selbstbestimmung auch *vor* die Verantwortlichkeit für die Folgen und Wirkungen selbstbestimmter Akte gestellt. Wer Schmerzbehandlung ablehnt, wird Schmerzen zu ertragen haben. Wer sich der Therapie seiner Übelkeit oder seiner Atemnot verweigert, wird mit beidem leben wollen oder müssen. Wer die existenzielle Auseinandersetzung mit der Lebenslage vermeidet, wird Unruhe, Angst, Depressivität hinnehmen müssen. Das Sollen ist also kein rein juristisches im Sinne eines Behandlungsgebotes; es ist eher ein moralisches Sollen, die sittliche Pflicht Sterbender, für sich selbst und in Reflexion auf die Wirkung gegenüber den Mitmenschen mitzusorgen.

Nun ist das physische Leiden nicht die einzige Weise, auf die sich Sterbende dem Leid eines letzten Lebens konfrontiert empfinden oder wahrnehmen. Im Sinne des Total-Pain-Konzeptes von Cicely Saunders (1918–2005) erleben Sterbende den Schmerz am Leben, der sich in allen Dimensionen des Lebendigseins auswirkt. Der Philosoph H.G. Gadamer umschreibt diesen Schmerz folgend: „... wir sind im Schmerz und können ihn nicht von uns trennen. Der Schmerz umgreift gleichsam unser Leben und fordert uns beständig neu heraus. Es ist viel, was der Schmerz verlangt." (Gadamer, 2010, S. 27) Diese existenzielle Erfahrung des Schmerzes am Leben begegnet Hospizbegleitenden immer wieder als „der Seelenschmerz, die Hoffnung oder die Hoffnungslosigkeit, Vergebung und Versöhnung oder auch die Angst um Menschen, die man zurücklässt." (Schuchter et al., 2018, S. 16) Immer wieder sind es die ehrenamtlich Begleitenden, die die existenzielle Dimension des letzten Lebens auch den fachlichen Helfern gegenüber vertreten. Diese Kommunikation bedarf nicht nur medizinischer, pflegefachlicher oder psychosozialer Sprachlichkeit. Es ist *existenzielle* Kommunikation, in deren Prozess das Subjektive der Lebensempfindung nicht vollständig in die Objektivität einer Fachsprache aufgehoben werden kann. Gleichwohl bleibt sie im Kontext der Rationalität und wird nicht pure Narration, die bedeutungsoffen und damit auch missverstehbar ist. Die in den vorangehenden neun Kapiteln vorgeschlagene Form, Rationalität als Kontext existenzieller Kommunikation und Interaktion klärbar und beschreibbar zu machen, ist die einer philosophisch und psychologisch geprägten Anthropologie für die Hospizarbeit.

10.1 Das Problem einer philosophischen Anthropologie

Philosophisch gesehen bewegt sich das letztgenannte Vorhaben in schwierigem Gelände. Es kennzeichnet das philosophische Fach Anthropologie, dass in der Philosophie selbst keine wissenschaftstheoretische Einigkeit über dessen Stellenwert und Funktion besteht. Einige Philosophen sehen in der Anthropologie eine „Metaphysik des Menschen" (Hartung, 2018, S. 9) oder wollen die obsolet gewordene Metaphysik durch Anthropologie als „erste Philosophie" ersetzen (Tugendhat, 2010, S. 34 ff.). Andere sehen sie als ein philosophisches Fach, das in natur- oder kulturgeschichtlicher Perspektive die Frage nach dem Menschen stellt (Hartung, 2018; Arlt, 2001). In der jüngsten durch die Pandemie veranlasste Debatte um das, was den Menschen als solchen auszeichnet, und das, was ihn entmenschlicht (Agamben, 2021), gewann das Konzept einer Anthropologie als biosoziologischer Hermeneutik Michel Foucaults an Bedeutung. M. Foucault untersuchte Wissenschaften mit anthropologischem Bezug wie Ökonomie, Biologie, Psychiatrie, Medizin und Strafrecht als „Wege, auf denen Menschen in unserer Kultur Wissen über sich selbst erwerben" (Foucault et al., 1993, S. 26) können. Diese Wege bestehen in „Techniken, welche die Menschen gebrauchen, um sich selbst zu verstehen" (Foucault et al., 1993, S. 26). Er begreift die Techniken philosophisch als eine „Matrix praktischer Vernunft", die politisch gesehen auf die „Herrschaft über Lebewesen als Lebewesen" (Foucault et al., 1993, S. 26) hinausläuft. Das bezeichnet er als „Biopolitik" (Foucault et al., 1993, S. 185). Die Biopolitik etabliere, so greift Agamben (2021, S. 91) den Gedanken Foucaults auf, das „Paradigma der Biosicherheit", um alle Bereichen des öffentlichen und zunehmend auch des Privatlebens zu regulieren. „Es stellt sich die legitime Frage, ob eine solche Gesellschaft fortan als menschlich zu bezeichnen sei und ob sich der Verlust persönlichen Kontakts, des Gesichts, der Freundschaft und der Liebe durch eine abstrakte – und vermutlich gänzlich fiktive – sanitäre Sicherheit wirklich ausgleichen lassen wird." (Agamben, 2021, S. 91) Die Regulationstendenzen moderner Staaten gegenüber ihren Bürgern im Namen des Überlebens in globalen Krisen kritisiert Agamben (2017) im Rückgriff auf M. Heidegger (1889–1976) schon in früheren Analysen als Verlust des Offenen, das den Menschen in seiner Eigenart kennzeichne. Die Offenheit in der reflektierenden Selbst- und Weltgestaltung ermöglicht dem Menschen denjenigen Prozess, der „in jedem Individuum immer wieder zwischen Humanem und Animalischem, zwischen Natur und Geschichte, zwischen Leben und Tod entscheidet" (Agamben, 2017, S. 87).

Die philosophisch qualifizierte Reflexion der Wissenschaften vom Menschen erscheint prinzipiell wichtig, um die Reduktion des Menschlichen auf dessen empirisch erforschbare Funktionen kritisch zu hinterfragen. Die Fraglichkeit der empirischen Beschreibung des Menschen verdichtet sich angesichts der Aporien des Umgangs mit der Endlichkeit seines Lebens und der Sterblichkeit als Individuum. In der Geschichte der Philosophie steht die Frage nach dem, was der Mensch ist, dort auf, wo das Leben nicht mehr als erlernbare Kunst (Techne), sondern als

„Form der Selbsterprobung“ (Foucault, 2019, S. 592) verstanden wurde. Konzepte und Strategien dafür fand er in der „Meditation des Todes“ (Foucault, 2019, S. 581), die als philosophische Praxis seit Platon empfohlen wird.

10.2 Angewandte Anthropologie als Grundlage der Logotherapie

Jedem Entwurf einer Anthropologie liegt die Frage zugrunde: Was ist der Mensch? Tugendhat ergänzt die objektivierende Fassung der Frage durch die Perspektive der ersten Person: „Wie verstehen wir *uns* als *Menschen*?“ (Tugendhat, 2010, S. 37, Kursivierung im Original) In dieser Weise der Ersten-Person-Perspektive greift Frankl die Anthropologie für die Grundlegung der Logotherapie als sinnzentrierter Ergänzung der Psychotherapie auf. Er verwendet zwar die objektivierende Frageform: Was ist der Mensch? Seine Antwort auf die Frage erschließt jedoch den Anwendungsbezug der Anthropologie für das *Selbstverständnis und das Selbstverhältnis* des Menschen: Er ist das Wesen, das immer entscheidet, was es ist. Durch die Analyse des Entscheidungscharakters menschlicher Existenz bringt Frankl die allgemeinen Menschenbildannahmen in eine Beziehung zum einzelnen, jeweiligen Menschen: Entscheidung setzt die individuelle Freiheit als Entscheidungsbereitschaft und Entscheidungsfähigkeit voraus. Dafür steht der Begriff Können im Modell der Grundmotivationen des Menschen. Jedes in der Freiheit begründete Können bedarf aber auch der Verantwortlichkeit, wenn die Freiheit sich nicht in Beliebigkeit und Willkür verlieren soll. Deshalb gehört zu den Grundmotivationen des Menschen im Sinne der logotherapeutischen Anthropologie nicht nur das Können, sondern auch das Sollen, also die Bindung der Freiheit an die Verantwortlichkeit. Aus dem, wer der Mensch in Freiheit ist, und dem, was er in Verantwortung entscheidet, entstehen weitere Motivationsfragen: Darf er auch, was er kann? Kann er auch, was er soll? Und: darf er auch, sinnvoll begründet, ablehnen, was er soll? Das Dürfen betrifft die innere Zustimmung (Affirmation) zu dem, was gesollt ist, und auch zu dem, was gekonnt wird. Durch die Affirmation wird *personalisiert*, wie ein Einzelner durch seine Entscheidungen sein Leben führt. Was gelebt wird, wird mit Zustimmung der Person gelebt. Das ist nach Längle (2021, S. 45) die „zentrale existenzielle Aufgabe des Menschen“.

Das Mögen, die vierte Grundmotivation des Menschen (neben dem Können, Dürfen und Sollen), umfasst den Aufgaben- und Erlebnischarakter des Lebens. Das Mögen vollzieht sich über die Wertzuschreibungen zu den individuellen Bedürfnissen. Bedürfnisse werden durch ihre Ausrichtung (Intention) auf Wertverwirklichung sinnvoll. Sie erhalten und bereichern das Leben des Menschen durch Sinnerfahrungen. Damit verdichtet die Logotherapie die anthropologischen Perspektiven auf den einzelnen Menschen hin. Mensch sein vollzieht sich als Leben des Einzelnen. Jeder Einzelne ist grundsätzlich motiviert durch das Interesse am Sinn. Sinn erweist sich für ihn als einmalig und einzigartig, nicht übertragbar und verallgemeinerbar. Der persönliche Sinn wird bei Frankl zum anthropologischen Kriterium für Individualität.

Gleichzeitig überschreitet sich der Einzelne in den Sinnfindungen auf die Werte, die Frankl (2007, S. 89) als „Sinnuniversalien, die sich auf die ‚condition humaine' als solche beziehen", definiert. Dass sich jeder Mensch auf anderes und andere hin überschreiten kann, sich selbst transzendieren kann (nicht muss!), gehört genauso zu ihm, wie die Selbstdistanzierungsfähigkeit gegenüber seiner vitalen und psychisch-kognitiven Dimension. In der Selbstdistanzierung erschließt sich das Psychophysikum als Ausdrucksmittel der Person ebenso wie als Hemmung des Personalen, z. B. durch den physischen Schmerz.

10.3 Sterblichkeitsbewusstsein

Wenn wir uns als Menschen verstehen, dann vollzieht sich dieses Verständnis in den eben ausformulierten anthropologischen Dimensionen von Freiheit und Verantwortlichkeit, Sinn und Werten. Wie Frankl darin von den beiden Phänomenologen Husserl und Scheler beeinflusst ist, verdeutlicht eine Analyse Hans Blumenbergs (2020). Phänomenologische Anthropologie ist ihm zufolge die analytische Beschreibung der „darstellbaren Mannigfaltigkeit der Leistungen des Menschen" (Blumenberg, 2020, S. 570). Das systematische Interesse der phänomenologischen Anthropologie richtet sich auf das Einheitsprinzip der menschlichen Leistung, als das Blumenberg die Distanz ausmacht. Die Entwicklung des Menschen zeigt dessen zunehmende Aufrichtung zum erhabenen Stand und Gang. Damit gewann der Mensch die Fähigkeit zur „actio per distans (Handeln über den Abstand hinweg, CR) als spezifisches Radikal des menschlichen Leistungskomplexes" (Blumenberg, 2020, S. 575). Mit dem aufrechten Gang werden die Hände frei, wodurch der Mensch nicht nur zum Werkzeug- und Waffengebrauch und letztlich zur Entwicklung der Technologie einschließlich der von ihm konstruierten Künstlichen Intelligenz befähigt ist. Es zeichnet den Menschen aus, „das eigene Handeln im Horizont der Möglichkeiten zu lokalisieren. Das aber heißt, daß die Anschauung durch das Denken verdrängt wird." (Blumenberg, 2020, S. 593)

Die Bedeutung des Denkens wirkt sich auf das Gedächtnis aus. Das „menschliche Erinnerungsvermögen“ verändert sich zum „Lebenszeitgedächtnis“ (Blumenberg, 2020, S. 583), indem er Zeiträume durch Erinnerung überwinden und in der Zeit auseinander liegende Ereignisse miteinander verbinden kann. Trauer beispielsweise wäre ohne Erinnerung nicht möglich. Jene ermöglicht es, durch die Abstraktion der zeitlichen und räumlichen Distanz eine Beziehung zu Gewesenem, Vergangenen herzustellen. Dadurch wird der Verlust eines Menschen so vergegenwärtigt, dass er den Erinnernden affiziert. Erinnerungsfähigkeit ist eine Form intelligenten Weltbezuges.

Die Intelligenz des Menschen befähigt ihn zur Interaktion und Gestaltung, durch die er seine Lebenswelt auf sich beziehen und nach seiner Intention verändern kann. „Simulation ist die reinste Form der actio per distans: in ihr ist die Abwesenheit der Sache selbst absolut, ihre Entbehrlichkeit positiv geworden.“ (Blumenberg, 2020, S. 600f.) Heute erleben wir das in der digitalen Simulation, die „fake news“ und „fake facts“ in einer neuen Qualität zu schaffen vermag. Die Unterscheidung von Simulation und Realität wird so zunehmend schwieriger. Für die Anthropologie folgt daraus, dass wir eine Wende der anthropologischen Frage „Was ist der Mensch?“ erleben, die durch die digitale Aufhebung der Grenze zwischen natürlicher und konstruierter Intelligenz provoziert wird. „Beantwortet wird sie nicht mehr durch das, was von der menschlichen Natur abzugrenzen und als nichtmenschlich bzw. inhuman auszuschließen wäre. Die Antwort umfasst jetzt vielmehr all das, was sie einschließen kann und was sie anderes an den Menschen anschließbar macht. Diese Inklusion dürfen wir als eine Anthropologie der biologisch-technischen Entgrenzung verstehen.“ (Demuth, 2018, S. 118) Grundlage dafür ist die von Blumenberg phänomenologisch rekonstruierte Fähigkeit zur „actio per distans“, zur Handlung über den Abstand, das Ferne hinweg, was durch den evolutionären Schritt des aufrechten Gangs ermöglicht wurde.

Die Fähigkeit dazu liefert die Vernunft als „Vermögen, von all dem Aussagen zu gewinnen, was nicht nur faktisch ungegenwärtig und unanschaulich ist, sondern was überhaupt nicht wirklich, sondern nur möglich oder sogar unmöglich ist.“ (Blumenberg, 2020, S. 601) Mittels der Vernunft gelingt auch die Denkbarkeit der Negation (Verneinung) als einer rationalen Operation, in der das Denken sich selbst als gerade nicht aktiv denkend erfassen kann. Bedingung dafür, das hatte I. Kant (1986) in der Kritik der reinen Vernunft gezeigt, ist die Zeit. „An den eigenen Schlaf, an den eigenen Tod können wir nur denken, weil wir den Grundgedanken der Zeit und der möglichen Identität in einer nicht nur momentanen Existenz haben.“ (Blumenberg, 2020, S. 602) Die Zeit als Anschauungsform unseres Verstandes ermöglicht das Bewusstsein unseres persönlichen Todes, also davon, dass unsere individuelle Lebenszeit unwiderruflich endet. „Das präventive Grundverhalten des werdenden Menschen hat im Todesbewusstsein seine Schranke. Eine Schranke nicht nur seiner Möglichkeiten, sondern vor allem seiner Motivation." (Blumenberg, 2020, S. 607) Was dem Menschen bleibt, ist die bereits erwähnte Meditation des Todes, wie sie in der antiken Philosophie und der christlichen Spiritualität empfohlen wurde.

In derartigen anthropologischen Analysen, die ich hier in einer durch H. Blumenberg aktualisierten Form nachzeichne, gründete auch für Frankl die rationale Notwendigkeit, das individuelle Leben des Menschen im Fluss der Zeit und damit als vergänglich zu sehen. Die prinzipielle Vergänglichkeit des Lebens wird bei ihm existenziell zur Sterblichkeit des Individuums gewendet. Seine originäre anthropologische Leistung ist dabei, dass er das Todesbewusstsein weder als Ende der Motivation (Schranke) noch als Freiheit „des absurden Menschen" (Schrankenüberschreitung) bewertet (Camus, 1972, S. 52). Sterblichkeits- und Todesbewusstsein sieht er vielmehr als sinnstiftendes Motiv dafür, die Verantwortung für das persönliche Leben zu übernehmen: „Die Endlichkeit, die Zeitlichkeit ist also nicht nur ein Wesensmerkmal des menschlichen Lebens, sondern für dessen Sinn konstitutiv. ... Die Lebensverantwortung eines Menschen ist daher nur dann zu verstehen, wenn sie als eine Verantwortung im Hinblick auf Zeitlichkeit und Einmaligkeit verstanden wird." (Frankl, 2007, S. 119) Es ist nicht allein die abstrakte Endlichkeit des Menschseins, sondern es ist die höchstpersönliche Sterblichkeit, die den Einzelnen im Angesicht des Todes zur Führung des Lebens, also zu begründeten und sinnhaften Entscheidungen motiviert. Das Leben bleibt, wie Frankl immer wieder schrieb, bis zum letzten Atemzug *mein* Leben. Jeder einzelne entscheidet als Souverän darüber, ob und wie er sein Leben weiterführt, nicht die ärztliche Kunst, nicht das fachliche Wissen von Therapeutinnen und Pflegenden, nicht das Sorgebedürfnis An- und Zugehöriger, im äußersten Fall nicht einmal die moralischen Gebote und normativen Instanzen. Insofern zielt, was in der Hospizarbeit immer wieder zum Thema wird, der Wille eines einzelnen Sterbenden zum Suizid auf die nur für ihn selbst eine letzte Sinnmöglichkeit, die individuelle Würde zu erhalten und das nicht mehr erträgliche, als sinnwidrig bewertete Leben selbst zu beenden.

10.4 Assistierter Suizid und Souveränität des würdevollen Menschen

Zur Sorgehaltung der Menschen, denen ein Sterbender sich in seinem letzten Leben anvertraut hat, gehört u. U. auch die Assistenz, der Beistand, der dem Lebenden auf seinen Entschluss hin das selbstvollzogene Sterben ermöglicht. Der Assistierte Suizid ist kein „Gerät“ und auch nicht die „Verrohstofflichung des Menschen“, wie R. Gronemeyer (2021, S. 64) es formuliert. Eine derartige materialisierende Bewertung suizidalen Handelns beruht auf einem unscharfen Begriff von Autonomie, der für den Diskurs zur Ausnahmesituation, in der ein sterbender Mensch sich für den Suizid entscheidet, zu kurz springt. Autonomie bedeutet, wie bereits in der Zwischenbetrachtung (siehe Kapitel 8.2) dargelegt, das Normative, das Gesetz, aus dem freien Vollzug des Willens zu setzen. Die autonome Willensentscheidung ermächtigt den Betroffenen, im Rahmen des Normativen sein Denken und Handeln zu verantworten. Das Grundprinzip der Autonomie ist Immanuel Kant (1924–1804) zufolge „als kategorisch praktischer Satz a priori vorgestellt, wodurch der Wille schlechterdings und unmittelbar (durch die praktische Regel selbst, die also hier Gesetz ist) bestimmt wird“ (Kant, 1974, S. 36). Die autonome Regelhaftigkeit des Willens leitet Kant aus dem kategorischen Imperativ ab: „Handle so, daß die Maxime deines Willens jederzeit zugleich als Prinzip einer allgemeinen Gesetzgebung gelten könne.“ (Kant, 1974, S. 36) Es ging ihm darum, in der vernünftigen Begründung der autonomen Moral die Möglichkeit des Gesetzes zu verankern, das allgemeine moralische Prinzipien in Bezug auf den Einzelfall vergleichbar macht. In der Verallgemeinerbarkeit der Willensentscheidung (Willensmaxime als Prinzip allgemeiner Gesetzgebung) findet Kant also die Möglichkeit, Normen und gesetzliche Regelungen im gesellschaftlichen Zusammenhang und im Staat vergleichbar zu machen. Was der Einzelne entscheidet, muss dem Prinzip des allgemeinen Gesetzes entsprechen. Es muss durch Vergleichbarkeit allgemein anwendbar werden. Autonomie bezieht sich von daher immer auf die *Lebenswelt* des Menschen im Spannungsfeld von Gesellschaft und Staat. Das zeigen auch moderne Autonomiebegriffe auf der Grundlage von Kants Imperativ, wie etwa der von John Rawls (1921–2002). Immer spielt das Weltverhältnis des Menschen in seinen verschiedenen Dimensionen (Naturordnung, Gesellschaftsordnung, ethische Normativität) eine Rolle.

Die Suizidentscheidung ist deshalb durch den Verweis auf die Autonomie des Subjekts rational nur schwer rechtfertigbar. Sie ist entweder verallgemeinerbar, was dem Prinzip des Rechts auf Leben widerspräche, oder sie fordert ein Verbot, das die Autonomie des Menschen in diesem Punkt aufhebt und den Suizidverzicht aus dem Prinzip des Rechts auf Leben als Gebot setzt. Eine Gesetzgebung dazu stößt sich folglich an ebendieser Schwierigkeit, dass der Rekurs auf die Autonomie die Vergleichbarkeit der Suizidentscheidungen zur Folge hätte. Dies würde zu den befürchteten Automatismen in der Handhabung des Assistierten Suizides führen, wie sie Gronemeyer und Heller (2021) darstellen. Zuzustimmen ist den beiden Autoren darin, dass im Lebensabschied die Vorstellungen von Autonomie durch die belastenden Erfahrungen der Sterblichkeit beeinträchtigt sind. Die These jedoch, der Begriff Autonomie diene „Taschenspielertricks", mit denen sich „Austauschbarkeit, Verlassenheit und metaphysische Obdachlosigkeit perfekt verbergen lassen" (Gronemeyer & Heller, 2021, S. 64), erscheint nur dann stichhaltig, wenn sich die normierende Instanz eines Verweises auf Autonomie bedient, die heteronom wie in Metaphysik, Transzendenzbezug oder Religion, kurz im „sakralen Komplex" (Habermas, 2019a) begründet ist. Das aber hieße die Rolle rückwärts hinter Kants Rationalisierung zu vollziehen und führte zum semantischen Widerspruch im Begriff der Autonomie als Selbstermächtigung im reinen Willen: „Der Wille wird als unabhängig von empirischen Bedingungen, mithin, als reiner Wille, durch die bloße Form des Gesetzes als bestimmt gedacht und dieser Bestimmungsgrund als die oberste Bedingung aller Maximen gesehen." (Kant, 1974, S. 36) Autonomie eignet sich gerade nicht für die moralische Geltungserhebung einer höchstpersönlichen Entscheidung, die als autonome eben das Merkmal „höchstpersönlich" verlöre. Denn sie würde immer am Kriterium der Verallgemeinerbarkeit zum Gesetz gemessen werden müssen.

Die Missverständnisse angesichts der Frage nach dem Assistierten Suizid entstehen für die Hospizarbeit zudem durch die Annäherung des Autonomiebegriffs an den der Selbstbestimmtheit. Selbstbestimmtheit, also die freie und verantwortliche Entscheidung eines Sterbenden, zu den Gegebenheiten und den Forderungen in seiner Lebenslage wertorientiert Stellung zu nehmen, unterscheidet sich von der Autonomie als „Selbstgesetzgebung" (Habermas, 2019a, Band 2, S. 328). Selbstbestimmung und Autonomie differieren in ihrem Bezugspunkt. *Autonomie* bezieht sich auf das *Weltverhältnis* des Einzelnen, in dem jener durch die Affirmation des Normativen dieses für sich selbst als bindend zur Geltung bringt. Selbstbestimmtheit gründet im Unterschied dazu in der freien, aber zugleich verantwortlichen Entscheidung des Einzelnen in einer bestimmten Situation, um situationsinhärente Werte zur Geltung bringen. Sie ist, wie in der Zwischenbetrachtung (siehe Kapitel 8.2) festgehalten, Grundlage der Selbstgestaltungsfähigkeit des Menschen (siehe Kapitel 3.2) und damit seiner individuellen Entwicklung und Geschichte (siehe Kapitel 4.5). *Selbstbestimmung* hat ihren Bezugspunkt demnach im *Selbstverhältnis* des Einzelnen.

Diese Differenzierung zwischen Autonomie und Selbstbestimmung scheint auch in der medizinischen Ethik nicht immer scharfgestellt. „Selbstbestimmung (synonym: Autonomie)" gilt als „Befugnis ... in Fragen der eigenen Lebensgestaltung" (Schöne-Seifert, 2020, S. 29). Gleichzeitig betont die Autorin die Verwiesenheit von Selbstbestimmung (Bezugspunkt: Selbstverhältnis) und Autonomie (Bezugspunkt: Weltverhältnis) aneinander. Leben und Sterben sollen, so sehr dies auch dem individuellen Wunsch nach Selbstgestaltung entspricht, nicht in „sozialer Isolierung und ohne Rücksicht auf andere" (Schöne-Seifert, 2020, S. 29) geplant werden. Weder eine zurecht verstandene Autonomie, die ausdrücklich das Weltverhältnis des Sterbenden mit einbezieht, noch ein angemessener Begriff der Selbstbestimmtheit, der das Selbstverhältnis als Ereignis im Zeitfluss beschreibt, entzieht Sterbende mit „Taschenspielertricks" dem Resonanzgefüge des Lebens in der „Mehrzahl" (Gronemeyer & Heller, 2021, S. 94). Vielmehr *verankern* Welt- und Selbstverhältnis den Einzelnen darin. Das lässt sich im moralischen Ringen des Sterbenden nachvollziehen, der seinem Leben ein Ende setzen will, weil er durch seine Entscheidung für das Ende seines Lebens und Leidens vielen anderen Leid zumutet. Dies verweist auf die Frage nach der Souveränität von Sterbenden.

Autonomie und Selbstbestimmtheit unterscheiden sich von der Souveränität, wie sie hier entwickelt wurde (siehe Kapitel 5). Der Unterschied verdeutlicht sich in der Vergleichbarkeit der Wirkungen. Selbstbestimmung vollzieht sich als freie und verantwortliche Entscheidung eines Menschen gegenüber den Gegebenheiten in seiner Geschichte. Der Einzelne übernimmt selbstbestimmt seine konkrete Verantwortung für die freie Entscheidung im Kontext seiner Lebenswelt. Selbstbestimmung sichert die *moralische* Bewertbarkeit. Nach Kant führt Autonomie zu Gesetzgebung, die die Vergleichbarkeit einzelner menschlicher Entscheidungen in Bezug auf die Moralität sicherstellt und dadurch *juristisch* bewertbar macht. Den *souveränen Akt* kennzeichnet dessen unbedingte Einmaligkeit und Einzigartigkeit, also gerade seine *Unvergleichbarkeit* mit den Akten anderer. Agamben (2019, S. 25) beschrieb das als „Paradox der Souveränität": „Der Souverän steht zugleich außerhalb und innerhalb der Rechtsordnung." Wenden wir das „Paradox der Souveränität" auf den sterbenden Menschen an. Er lebt in der Solidarität menschlicher Gemeinschaft und unter dem Schutz staatlichen Rechtes. Er kann in eine Ausnahmesituation geraten, wenn er das unmittelbare Erleben der Sterblichkeit trotz aller Umsorge nicht mehr zu affirmieren vermag. Diese Ausnahme ist der Einzelfall. „Die Ausnahme ist eine Art der Ausschließung. Sie ist der Einzelfall, der aus der generellen Norm ausgeschlossen ist." (Agamben, 2019, S. 27) Das so verstanden sinnwidrig gewordene letzte Leben des Einzelnen ist der Einzelfall seiner höchstpersönlichen Würde, die er bewahren *will.* Gleichzeitig *kann* er sein Sterbeerleben nicht mehr im Blick auf die Erhaltung seiner Würde verantworten. Es geht – darauf sei ausdrücklich hingewiesen – nicht um die prinzipielle Würde des Einzelnen, die abstrakt dem Menschsein eignet. Die konkrete, individuelle Würde, die nur der Einzelne selbst affirmieren kann, indem er sie lebt, bedarf keiner Zuschreibungen durch äußere Instanzen. Sie fordert die Ehrfurcht anderer ein, worin ebendiese frei bleiben. Jeder ist für die höchstpersönliche Würde zunächst als Einzelner dafür verantwortlich, ob er seine Würde ausdrückt oder den Zugang zu ihr verschüttet. In der konkreten Würde gründet die Souveränität des Einzelnen, weil sie auf der Einmaligkeit und Einzigartigkeit der Person beruht (siehe Kapitel 5.5). Sie bleibt dennoch mit der Ordnung des Selbst- und des Weltverhältnisses vermittelbar, wenn auch nicht vereinbar. Sie bewirkt für diesen einen Fall die Ausnahme.

Entscheidet sich ein Sterbender für den Suizid, dann stellt er sich, wie jeder Suizidale außerhalb des Rechts, in Deutschland konkret des im Grundgesetz gefordert festgeschriebenen Rechts auf Leben. Er macht sich zur Ausnahme und begibt sich durch seine souveräne Entscheidung des rechtlichen Schutzes. Seine Verwund- und Verletzbarkeit ist maximal. Denn er hebt die geltende Normativität für sich auf. Dies aber nicht willkürlich, sondern in festem Blick auf die höchstpersönliche Würde, die für sich selbst zu bewahren ihm als unikaler Wert erscheint. Souverän ist die Suizidentscheidung des Sterbenden also darin, dass er in der Festlegung des Todeszeitpunktes die sinnvollste Möglichkeit sieht, die höchstpersönliche Würde vor einer von ihm nicht mehr verantwortet lebbaren Verletztheit zu bewahren. Die Verletztheit darf keinesfalls voreilig durch die etwaige Unterstellung einer narzisstischen Kränkung pathologisiert werden. Hier zeigt sich das souveräne Paradox in der zugespitzten Sterbesituation, das Agamben im Kontext seiner „Homo-sacer"-Projekte nahelegt: Der suizidbereite Sterbende verlässt die grundgesetzliche Unantastbarkeit der allgemeinen Würde des Menschen, um in einer einmaligen Lage seine einzigartige, höchstpersönliche Würde zu bewahren, indem der sein Leben beendet. Der Sinn dieser Entscheidung gegen das Weiterleben ist situativ einmalig und einzigartig. Er ist damit unvergleichbar. Aus der souveränen sinnmotivierten Entscheidung, das Leben zu einem selbstgewählten Zeitpunkt zu beenden, ist nie eine Vergleichbarkeit oder gar – im Sinne des kategorischen Imperativs – ein Gesetz ableitbar, wie es der Autonomiebegriff suggeriert. Die Suizidentscheidung bleibt die Entscheidung des einzelnen Sterbenden, die er auch für sich verantworten *soll, will, darf und kann.* Damit schafft er eine souveräne Ausnahme: Er verzichtet auf den solidarischen Schutz der Gemeinschaft und gewinnt dadurch die Souveränität, die juristisch in der Tathoheit besteht. Insofern schließt die Souveränität der Suizidentscheidung die Souveränität der Entscheidung für ein wertgetragenes Aushalten des Sterbens durch die „Integration des Leides in das Leben" (Riedel, 2017a, S. 123) nicht aus. Das Paradox spitzt sich dadurch zu, dass der suizidwillige Sterbende die Assistenz eines anderen Menschen in Anspruch nimmt, obwohl er sich durch den Einzelfall von der Gemeinschaft ausgeschlossen hat. Dies kann keine Forderung, sondern nur *Bitte* sein, die Mittel für die Suizidhandlung bereit zu stellen.

Der von Gronemeyer und Heller (2021) behauptete Unterschied von Souveränität und Würde hebt sich dann auf, wenn Souveränität nicht aus Autonomie abgeleitet wird, sondern als die Macht der Würde verstanden ist. Diese Macht umfasst nicht nur das Handeln und Erleben (logotherapeutisch: Werte des Schaffens und der Leistung). Sie umfasst auch die Möglichkeit der Einstellung, „Geschehenes hinzunehmen und doch nicht Opfer zu sein" (Gronemeyer & Heller, 2021, S. 86). Wenn nun auch die Einstellungswerte für die Motivation zum Leben im Sterben ihre Tragfähigkeit verlieren, dann kann sich die Souveränität auch in der Entscheidung zum Suizid ausdrücken, für den Sterbende den gesetzlich möglichen und erlaubten Beistand *erbitten*. Beiden Entscheidungen, der Entscheidung zur Akzeptanz und zum Aushalten des letzten Lebens, und der Entscheidung für die Beendigung des Lebens, liegt die Souveränität zugrunde, die durch die individuelle Würde ermöglicht wird und die jene zum Ausdruck bringt. In beiden Fällen kann die solidarische Bindung an die Gemeinschaft durch einen „Hiatus irrationalis" (J.G. Fichte), eine bewusste Unterbrechung des rationalen Verstehenszusammenhangs, aufgehoben werden. Ebenso wie es Menschen in der Solidargemeinschaft gibt, die die Entscheidung für das Ertragen des letzten Lebens angesichts einer unzumutbar wirkenden Symptomlast nicht nachvollziehen können, genauso werden Menschen um die oder den Sterbenden fassungslos vor der Entscheidung zur Beendigung des Lebens stehen. Die philosophische Erklärung dafür ist, dass im Unterschied zu rational vollständig rekonstruierbaren Prozessen der Autonomie die Souveränität einen nicht rationalisierbaren Verstehensrest enthält, der in der einmaligen und einzigartigen Würde eines Menschen gründet. Jener verlangt – sicher oft eine Zumutung – die Ehrfurcht vor der individuellen Würde des Sterbenden. Die Ehrfurcht oder zumindest der Respekt begründen den Anspruch auf die Bereitstellung der Suizidmittel.

Die persönliche Würde realisiert sich im Unterschied zum Ansehen, das einem jemand dadurch schenkt, dass er ihn ansieht (Böschemeyer, 2003), nicht allein in einer Ansehen stiftenden Resonanzbeziehung (Gronemeyer & Heller, 2021). Die persönliche Würde konkretisiert sich in und für den Menschen durch wertgetragene und sinnorientierte Entscheidungen, in denen der Einzelne seine Freiheit mit seiner Verantwortlichkeit verbindet. Ob die Entscheidung sozial affirmiert ist oder nicht, ist für die individuelle Würde nicht konstitutiv. Sie umfasst die Forderung des Respekts für die Entscheidung des suizidbereiten Menschen, der sich auch auf die Versorgung mit den erforderlichen Mitteln bezieht.

Was bedeutet die Suizidentscheidung zusammen mit dem Anspruch auf Beihilfe für die hospizliche Umsorge?

Der suizidwillige Sterbende entscheidet sich für die Beendigung des Lebens. Der Entscheidungsprozess ist diskursiv und schließt damit die Interaktion und

Kommunikation mit den ihn umgebenden Menschen ein (Riedel, 2021). Dabei ist im Sinne der Diskursethik die „Möglichkeit des Neinsagens" und die „gegenseitige Perspektivenübernahme" (Habermas, 2019b, S. 19) aller Beteiligten und des Betroffenen notwendig. Die hospizliche Zuwendung bleibt demnach so lange Umsorge, bis der Vollzug des Suizides beginnt, also in der Assistenz, der Bereitstellung der Mittel und technischen Unterstützung des suizidalen Sterbenden, damit er sich töten kann. Der Sterbende ermordet sich nicht arglistig, wie der psychologisch unsägliche Begriff des Selbstmordes es ausdrückt, der leider in der Debatte immer wieder gebraucht wird. Er tötet sich in der Folge einer schwerwiegenden Entscheidung. Die hospizliche Umsorge wird in der Suizidassistenz in Folge der Entscheidungshoheit des Sterbenden zur Versorgung. Keinem wird zugemutet, dass er die souveräne Entscheidung des Sterbenden verstehen und mittragen muss. Im Vollzug bleibt der Sterbende, dem Paradox der Souveränität zufolge, für sich und mit sich allein. In der selbstentschiedenen und nur von ihm verantwortbaren Ausnahme von der Rechtsnorm stellt er sich allein unter den Schutz seiner höchstpersönlichen Würde. Gleichzeitig ist er, wie oben dargestellt, maximal verletzlich. Daraus resultiert der Sinn der Sorge um den suizidalen Sterbenden. Insofern gehört die sorgende Kommunikation mit dem suizidwilligen Sterbenden, die im Sinne des „Dichten Gespräches" als einer Form der wertgetragenen und würdebezogenen „Erwägungskultur" (Gronemeyer & Heller, 2021, S. 47) initiiert werden kann, zur Aufgabe der hospizlichen Sorge (Riedel, 2021).

10.5 Die Bedeutung von Wissenschaft für die Hospizarbeit

Der philosophische Diskurs zum Assistierten Suizid zeigt, wie entscheidend die Anthropologie zur Scharfstellung der Begriffe in der Hospizarbeit beitragen kann. 2016 stellte Die Hospizzeitschrift (Nr. 70) die Kontroverse „Wissenschaft versus Praxis". Thomas Klie formuliert dort in einem Gespräch über „Wissenschaft im hospizlichen Alltag" (Weihrauch et al., 2016, S. 42) einen wichtigen Hinweis, der von der Hospizpraxis ausgeht: „Die hospizliche Praxis ist geprägt von einem Miteinander von Professionellen, Angehörigen, Freiwilligen. Wie dies miteinander funktionieren kann, ohne dass es zu einer Dominanz des Professionellen kommt, ohne dass aus den Freiwilligen semiprofessionelle Ehrenamtliche werden, das bedarf angewandter Forschung einerseits und gesellschaftspolitischer Konzepte eines solidarischen Sozialstaates, dessen Wurzeln am ehesten im Prinzip der Subsidiarität zu suchen sind. ‚Ein Hospiz in Bewegung halten', nicht zuletzt zu der Frage, wie das gelingen kann, bedarf es eines Zusammenwirkens von Wissenschaft und Praxis." Die beiden wichtigen Studien aus jüngerer Zeit „Die Kunst der Begleitung" von 2018 und „Ehrenamtliche Hospizarbeit in der Mitte der Gesellschaft" von 2019 zeigen, wie auf multimethodische Weise Wissen, Erfahrung und Haltung der ehrenamtlichen Hospizbegleitenden (Schuchter et al., 2018) und der Kontext zivilgesellschaftlichen Engagements in der Begleitung Sterbender (Klie et al., 2019) der Forschung zugänglich gemacht werden können.

Schneider (2016) thematisiert in einem Beitrag noch einen anderen, die vorliegende Arbeit leitenden Aspekt. Im Hospizbereich als sozialer Bewegung samt einer Praxis ehrenamtlicher Hospizarbeit „braucht es eine andere Art von Forschung zu Hospiz als gelebter ‚Sorge-Kultur', die den Menschen mit seinen Sinnsetzungen und Deutungen, mit seinen Erfahrungen und mit seinen sozialen Bezugsystemen ins Zentrum wissenschaftlicher Erkenntnis setzt" (Schneider, 2016, S. 11). Einen derartigen Versuch habe ich mit der logotherapiebasierten Anthropologie für die Hospizarbeit unternommen. Ziel war es, auf der Grundlage der Anthropologie Frankls, der in der Sterblichkeit des Menschen das energetische Motiv für die sinnhafte und wertorientierte Lebens- und Selbstgestaltung ausmachte, grundlegende Menschenbildannahmen der Hospizarbeit zu präzisieren. Begriffsklarheit fördert die Qualität der Kommunikation mit den sterbenden Menschen im letzten Leben, zwischen professionellen Care-Dienstleistern und den ehrenamtlichen Hospizmitarbeitenden mit ihrer öffentlich gewollten Aufgabe engagierter Mitmenschlichkeit im Umsorgeprozess für schwersterkrankte, sterbende Menschen und deren Beziehungs- und Bezugssystemen. Wenn alle daran Beteiligten den Bedeutungszusammenhang von Würde, Souveränität, Selbstbestimmtheit, Freiheit und Verantwortlichkeit, Werten und Wertschätzung, Autonomie verstehen, wenn daraus zugleich existenzielle Grunderfahrungen wie Mitgefühl, Schuld, Scham, Trauer ableitbar werden, dann ist eine Grundlage für Anwendungs- und Prozessforschung erreicht. Als Orientierung dafür sehe ich zwei Aussagen. Eine davon kennen wir schon. Sie stammt von Frankl und gilt für jeden Menschen:

> „Der Mensch ist das Wesen, das immer entscheidet, was es ist." (Frankl, 1994a, S. 139)

Die andere stammt Joan Halifax, einer buddhistischen Hospizbegleiterin, die den Sterbenden in seiner Lebensführung sieht:

> „Wenn wir dem sterbenden Menschen die Führung überlassen, wird er uns auf die eine oder andere Weise zeigen, was angemessen ist, wen er sich in seiner Nähe wünscht und mit wem er Frieden schließen will und seine tiefsten, intimsten Gefühle der Dankbarkeit und Liebe ausdrücken will." (Halifax, 2014, S. 214)

Glossar

Einstellungswerte (siehe S. 50f.; 67f.): Einstellungswerte sind Werte, die den Menschen in Lebenslagen mit sehr engem äußeren Handlungsspielraum und geringen Erlebnismöglichkeiten zu einer wertorientierten Einstellung befähigen. Jene ist sowohl zu unerwarteten Lebensbereicherungen wie auch in der Konfrontation mit Leid möglich.

Entwicklungsbilder (siehe S. 52): Die Persönlichkeitsentwicklung des Menschen stellt sich in drei zeitlichen Bildern dar. Das Herkunftsbild umfasst die individuelle Vergangenheit eines Menschen. Es beschreibt die bewährten Werte im Leben. Das Zustandsbild stellt die Gegenwart des Einzelnen dar, seine aktuelle Lebensführung und den darin geltenden Wertezusammenhang. Das Zukunftsbild erschließt die Entwicklungsmöglichkeiten des jeweiligen Menschen. Es orientiert sich an den Werten, die eine sinnvolle Entwicklung fördern.

Erlebniswerte (siehe S. 48f.; S. 67): Erlebniswerte motivieren die genussvolle Hingabe an das gegenwärtige Leben. Sie umfassen die freundschaftliche und liebende Bindung. Kontemplative, betrachtende, nachsinnende Erfahrungen und ästhetischer Genuss bereichern den Menschen.

Existenzanalyse (siehe S. 22; S. 114f.): Die Analyse der Existenz auf deren prinzipielle Sinnmöglichkeiten hin bildet das anthropologische Verfahren, in dem die Logotherapie ihre Menschenbildannahmen entwickelt und begründet. Die leitenden Fragen richten sich auf das Gelingen menschlichen Lebens, die existenziellen Fähigkeiten der Person und die Krisenbewältigung durch Sinnfindung und Reflexion des Wertesystems.

Existenzielle Frustration (siehe S. 84): Existenzielle Frustration ist eine Sinnfindungsstörung. Der Einzelne geht zwar von der Vorhandenheit von Sinn aus, kann ihn jedoch situativ nicht finden. Die als frustrierende erlebte Situation ist von eingetrübter Stimmung, Dämpfung des Antriebs, Gereiztheit und Wut, Rückzug und Suizidgedanken begleitet. Krisenintervention und Therapie sind angezeigt.

Existenzielles Vakuum (siehe S. 84): Die Sinnverluststörung besteht in der Wahrnehmung, dass das Leben seinen Sinn verloren hat. Tiefgreifende Zweifel an der Möglichkeit von Sinn führen zu einer Lebensleere, die sich in Verzweiflung, Depressivität, Pessimismus, Negativismus und Lebensüberdruss mit markanter Suizidalität ausdrückt. Menschen im existenziellen Vakuum sind dringend fachlich behandlungsbedürftig.

Grundmotivationen (siehe S. 52f.): Die vier existenziellen Grundmotivationen des Menschen ergeben sich aus der Orientierung des Daseins an Werten. Das Können erschließt den Weltbezug oder das Weltverhältnis des Einzelnen. Das Mögen macht den individuellen Lebensbezug erfahrbar. Das Dürfen erschließt dem Einzelnen, wer er ist und was er sich erlauben kann. Das Sollen vermittelt den Bezug auf die jeweilige Sinnforderung der Situation. In den Grundmotivationen drückt sich die individuelle Würde des Menschen konkret aus.

Kopernikanische Wendung der Sinnfrage (siehe S. 31f.): Die sinnorientierte Person geht auf die Herausforderungen des Lebens ein und versucht, sie an Werten orientiert zu bewältigen. Sie erwartet nichts vom Leben, sondern sieht es als Raum der aktiven Sinnfindung. Sie frägt nicht nach dem, was das Leben schuldig bleibt, sondern nach dem, was sinnvoll gelebt werden kann. Dieser Perspektivenwechsel führt in die konstruktive Gestalterhaltung.

Krise (siehe S. 81–84; S. 106): Krisen sind Unterbrechungen im Leben, die zur Entscheidung herausfordern. Sie enthalten die Möglichkeit zur persönlichen Entwicklung des Betroffenen. Krisen sind insofern keine Krankheiten. Sie können durch Erkrankungen und herausfordernde Lebenslagen mit entsprechender Symptomlast ausgelöst werden. Krisen sind von Stress begleitet. Häufig belasten die Stresssymptome mehr als der existenzielle Inhalt einer Krise. Krisen können also auch krank machen. Für die Krisenbewältigung ist zum einen zwischen Auslösern und Ursachen von Krisen zu unterscheiden. Zum anderen ist zu prüfen, inwieweit die Krisensymptome die Sinnfähigkeit des Menschen einschränken. Dann kann eine existenzielle Frustration oder ein existentielles Vakuum entstehen.

Leistungswerte (siehe S. 48; S. 67): Leistungswerte motivieren zur tätigen Gestaltung des Welt- und Lebensverhältnisses. Leistungsbereitschaft, produktive Arbeit und kreative Akte werden durch Leistungswerte motiviert.

Logotherapie (siehe S. 22; S. 113–115; S. 144f.): Logotherapie ist ein psychotherapeutisches Modell, das den Schwerpunkt auf die Sinnfähigkeit und Wertorientierung der menschlichen Person legt. Sie ergänzt die Psychotherapie durch die personale und existenzielle Perspektive auf den Einzelnen und dessen durch psychische Störungen beeinträchtigte Selbst- und Lebensgestaltungsfähigkeit. Einstellungsmodulation, Dereflexion, paradoxe Intention sind die grundlegenden psychotherapeutischen Strategien der Logotherapie. Deren Ziel besteht in der Erschließung des personalen Freiraumes für eine souveräne und würdevolle Beziehung zu einem selbst und zur Gestaltung des Lebens.

Noetive Dissonanz (siehe S. 87f.): Sie entsteht aus dem Konflikt zwischen dem, was der Einzelne in einer Lage als das Sinnvollste ansieht, und dem, was er mit seinen situativen Fähigkeiten erreichen kann. Das Sinnvollste ist das Optimum des Erreichbaren. In manchen Lebenslagen kann deren Sinn nur in eingeschränkter Form verwirklicht werden, als maximal möglicher Sinn. Die daraus abgeleitete Optimum-Maximum-Regel besagt: Es ist sinnvoller, das Maximum zu verwirklichen, als am Optimum zu verzweifeln.

Noodynamik, Lebensgrundspannung (siehe S. 37; S. 105; S. 133ff.): Noodynamik geht davon aus, dass das individuelle Leben sich in einem Spannungsfeld zwischen der physischen Konstitution, psychischen Disposition und den sozialen Bedingungen einerseits, dem Wertezusammenhang und der Sinnfähigkeit andererseits vollzieht. Das menschliche Sein ist situativ jeweils mit einem Sollen konfrontiert. Darin besteht die Lebensgrundspannung. Sie ist die entscheidende Motivation für den Menschen, aus der sich sein Können, Mögen, Dürfen und das Gesollte ergibt. Bricht die individuelle Lebensgrundspannung ein, können Betroffene in existenzielle Krisen geraten.

Person (siehe S. 64; S. 119): Der Begriff Person drückt den zwar störbaren, aber unzerstörbaren Kern jedes Menschen aus. Als Person weiß jeder intuitiv um seine ursprüngliche Werthaftigkeit und seine individuelle Würde. Der intuitive Zugang zu sich selbst kann physisch, psychisch, sozial beeinträchtigt sein. Dadurch werden Sinnfindung und die Wahrnehmung von Werten erschwert. Da die Person unzerstörbar ist, kann sie als stärkste Ressource jedes Menschen wieder freigelegt werden. Das Wertbild, die Ahnung, wer jemand noch werden könnte, entfaltet die Wirksamkeit der Person für die Persönlichkeitsentwicklung.

Selbsttranszendierung (siehe S. 57; S. 76; S. 106): Die personale Fähigkeit des Menschen, die Befangenheit in einer äußeren oder inneren Lage zu überschreiten, in dem er von der Lage weg auf seine Werte blickt und versucht, den Sinn seiner Lage zu erfassen, heißt Selbsttranszendierung. Sie erhält Lebensgrundspannung durch die Konfrontation des Einzelnen mit seinen Werten und Sinnmöglichkeiten aufrecht. Der Einzelne bleibt in der Verantwortlichkeit für sich und die Lebenslage.

Selbstdistanzierung (siehe S. 57; S. 76; S. 106): Die Selbstdistanzierung ist die personale Fähigkeit, sich in einer eingeschränkten oder belasteten Situation vom Können, Mögen, Dürfen und Sollen zu distanzieren, um Werten Raum zu geben, die wichtiger sind als die Möglichkeiten, Bedürfnisse, Selbsterlaubnisse und das den Gewohnheiten Geschuldete oder auch einmal normativ Gesollte. Der Einzelne gewinnt so den individuellen, situativen Freiraum für Entscheidungen.

Sinn (siehe S. 31; S. 104; S. 112): Sinn ist die für den Einzelnen wertvollste Möglichkeit in einer bestimmten Lebenssituation. Sinn ist einzigartig und einmalig für jeden Menschen und in jeder Lage. Er kann nicht von anderen zugesprochen werden, sondern muss vom Einzelnen aufgefunden werden. In der Sinnfindung und der Sinnverwirklichung kann keiner den anderen vertreten. Jeder verwirklicht seinen persönlichen Sinn, indem er sich für die wertvollste Möglichkeit entscheidet. Wer sich gegen diese Möglichkeit entscheidet oder jene ignoriert, der versäumt sinnvolles Handeln, Erleben und Haltungen. Jede neue Lebenslage fordert zur Entdeckung ihres Sinns auf.

Wertbild (siehe S. 58f.): Das Wertbild eines Menschen umfasst die Intuition der sinnvollen Entwicklungsmöglichkeiten, zu der er als Persönlichkeit reifen kann. In der existenziellen und wertschätzenden Begegnung kann sich einem Menschen sein Wertbild erschließen. Es ist für die Selbstpflege unerlässlich, einen Zugang zum persönlichen Wertbild zu entwickeln.

Würdezentrierte Therapie (siehe S. 78; S. 84f.): Die Würdezentrierte Therapie nach Chochinov geht davon aus, wie Patient*innen Würde im Blick auf den nahen Tod verstehen. Sie exploriert mit Sterbenden deren Zugang zu würdeorientierten Ressourcen und Verhaltensweisen. Leitender Gedanke dabei ist, dass eher die

Gesamtheit der Person als die konkrete Symptomlast Sterbender deren Umgang mit dem letzten Leben prägen. Die Stärkung des Würdegefühls als Ausdruck der Person ist deshalb das Ziel dieser Therapieform.

Literatur

Agamben, G. (2017). *Das Offene. Der Mensch und das Tier* (5. Aufl.). Suhrkamp.

Agamben, G. (2019). *Homo sacer. Die souveräne Macht und das nackte Leben* (12. Aufl.). Suhrkamp.

Agamben, G. (2021). *An welchem Punkt stehen wir. Die Epidemie als Politik*. Turia & Kant.

Allwinn, S. (2010). *Stressbewältigung. Eine multiperspektivische Einführung für die Soziale Arbeit und andere psychosoziale Professionen*. FEL.

Arlt, G. (2001). *Philosophische Anthropologie*. Metzler.

Bauer, J. (2015). *Selbststeuerung. Die Wiederentdeckung des freien Willens* (7. Aufl.). Blessing.

Batthyány, A. & Guttmann, D. (2006). *Empirical Research in Logotherapy and Existential Analysis. An Annotated Research Overview* (2. Aufl.). Zeig, Tucker & Theisen.

Bieri, P. (2013). *Eine Art zu leben. Über die Vielfalt menschlicher Würde*. Hanser.

Blumenberg, H. (2020). *Beschreibung des Menschen* (2. Aufl.). Suhrkamp.

Böschemeyer, U. (o. J.). *Herausforderung zum Leben. Lebenskrisen und ihre Überwindung*. Books on Demand.

Böschemeyer, U. (1996). *Neu beginnen. Konkrete Hilfen in Krisen- und Wendezeiten*. SKV-Edition.

Böschemeyer, U. (1997). Über Gründe zum Leben. *Zeitschrift des Hamburger Instituts für Existenzanalyse und Logotherapie, 2*(6), 3–13.

Böschemeyer, U. (1998). Existenzanalytische Logotherapie nach dem Hamburger Modell. *Zeitschrift des Hamburger Instituts für Existenzanalyse und Logotherapie, 3*(9), 3–6.

Böschemeyer, U. (2002). *Ich verstehe Dich. Du verstehst mich. Von der Kunst, miteinander sprechen zu können*. Ellert & Richter.

Böschemeyer, U. (2003). *Worauf es ankommt. Werte als Wegweiser*. Piper.

Bowlby, J. (2019). *Das Glück und die Trauer. Herstellung und Lösung affektiver Bindungen* (6. Aufl.). Klett-Cotta.

Camus, A. (1972). *Der Mythos von Sisyphos. Ein Versuch über das Absurde*. Rowohlt.

Chochinov, H. (2017). *Würdezentrierte Therapie. Was bleibt – Erinnerungen am Ende des Lebens*. Vandenhoeck & Ruprecht. https://doi.org/10.13109/9783666402890

Conradi, E. (2001). *Take Care. Grundlagen einer Ethik der Achtsamkeit*. Campus Verlag.

Cozolino, L. (2010). *Ein gesund alterndes Gehirn. Beziehungen stärken, Einsicht gewinnen*. Arbor.

Cozolino, L. (2017). *Warum Psychotherapie wirkt. Mit unserem Geist das Gehirn verändern*. Arbor.

Demuth, V. (2018). *Der nächste Mensch*. Matthes & Seitz.

Deutsche Gesellschaft für Palliativmedizin e. V., Deutscher Hospiz- und PalliativVerband e. V. & Bundesärztekammer. (2020). *Charta zur Betreuung schwerstkranker und sterbender Menschen in Deutschland*. Verfügbar unter https://www.charta-zur-betreuung-sterbender.de/files/dokumente/2020_Charta%20Broschuere_Stand_Jan2020.pdf

Deutscher Hospiz- und Palliativverband. (2021). *Qualifizierte Vorbereitung Ehrenamtlicher in der Sterbebegleitung. Rahmenempfehlungen für Kursleitungen*. Verfügbar unter https://www.yumpu.com/de/document/read/65724477/qualifizierte-vorbereitung-ehrenamtlicher-in-der-sterbe begleitung-rahmenempfehlung-fur-kursleitungen

Fegg, M., Kramer, M., L'hoste, S. & Borasio, G. (2008). The Schedule for Meaning in Life Evaluation (SMiLE). Validation of a new instrument for meaning-in-life research. *Journal of Pain und Symptom Management, 35*, 356–364.

Frankl, V. (1986). *Die Psychotherapie in der Praxis. Eine kasuistische Einführung für Ärzte* (5. Aufl.). Piper.

Frankl, V. (1987). *Theorie und Therapie der Neurosen. Einführung in Logotherapie und Existenzanalyse* (6. Aufl.). Reinhardt/UTB.

Frankl, V. (1988). *Der Unbewusste Gott. Psychotherapie und Religion* (7. Aufl.). Kösel.

Frankl, V. (1991). *Der Wille zum Sinn. Ausgewählte Vorträge über Logotherapie* (4. Aufl.). Piper.

Frankl, V. (1994a). *Trotzdem Ja zum Leben sagen. Ein Psychologe erlebt das Konzentrationslager* (6. Aufl.). Kösel.

Frankl, V. (1994b). *Die Sinnfrage in der Psychotherapie* (6. Aufl.). Piper.

Frankl, V. (1995). *Was nicht in meinen Büchern steht. Lebenserinnerungen*. Quintessenz.

Frankl, V. (2005). *Der leidende Mensch. Anthropologische Grundlagen der Psychotherapie* (3. Aufl.). Verlag Hans Huber.

Frankl, V. (2007). *Ärztliche Seelsorge. Grundlagen der Logotherapie und Existenzanalyse.* Deutscher Taschenbuch Verlag.

Frankl, V. (2010). *Logotherapie und Existenzanalyse. Texte aus sechs Jahrzehnten* (3. Aufl.). Beltz.

Foucault, M. (2019). *Hermeneutik des Subjekts. Vorlesungen am Collège de France 1981/82* (4. Aufl.). Suhrkamp.

Foucault, M., Rux, M., Luther, H., Paden, W., Rothwell, K., Gutman, H. & Hutton, P. (1993). *Technologien des Selbst*. Fischer.

Gadamer, H. (2010). *Schmerz. Einschätzungen aus medizinischer, philosophischer und therapeutischer Sicht* (2. Aufl.). Universitätsverlag Winter.

Gilbert, D. (2011). *Mitgefühl*. Arbor.

Gilbert, D. (2013). *Compassion Focussed Therapie*. Junfermann.

Graham, L. (2014). *Der achtsame Weg zu Resilienz und Wohlbefinden. Wie wir unser Gehirn vor Stress und Burn-out schützen können*. Arbor.

Gronemeyer, R. (2021). Der assistierte Suizid – ein Gerät. *Praxis Palliative Care, 50*, 64.

Gronemeyer, R. & Heller, A. (2021). *Suizidassistenz? Warum wir eine solidarische Gesellschaft brauchen!* Der Hospizverlag.

Grossmann, K. & Grossmann, K. (2014). *Bindungen – das Gefüge psychischer Sicherheit* (6. Aufl.). Klett-Cotta.

Habermas, J. (2019a). *Auch eine Geschichte der Philosophie. 2 Bände*. Suhrkamp. https://doi.org/10.36592/opiniaofilosofica.v11.958

Habermas, J. (2019b). *Diskursethik* (4. Aufl.). Suhrkamp.

Halifax, J. (2014). *Im Sterben dem Leben begegnen. Mut und Mitgefühl im Angesicht des Todes* (3. Aufl.). Theseus.

Hanson, R. (2018). *Achtsamkeit und die Neurobiologie der Liebe*. Arbor.

Hartung, G. (2018). *Philosophische Anthropologie* (2. Aufl.). Reclam.

Hell, D. (2007). *Seelenhunger. Vom Sinn der Gefühle*. Herder

Hüther, G. & Krens, I. (2008). *Das Geheimnis der ersten neun Monate. Unsere frühesten Prägungen*. Beltz.

Huppertz, M. (2022). *Die Kunst da zu sein*. Mabuse.

Jünemann, A. (2016). Selbstwert und Selbstvertrauen. In D. Frey (Hrsg.), *Psychologie der Werte. Von Achtsamkeit bis Zivilcourage – Basiswissen aus Psychologie und Philosophie* (S. 187–199). Springer. https://doi.org/10.1007/978-3-662-48014-4_17

Kant, I. (1974). *Kritik der praktischen Vernunft*. Meiner.

Kant, I. (1986). *Kritik der reinen Vernunft*. Meiner.

Klie, T., Schneider, W., Moeller-Bruker, C. & Greißl, K. (2019). *Ehrenamtliche Hospizarbeit in der Mitte der Gesellschaft? Empirische Befunde zum zivilgesellschaftlichen Engagement in der Begleitung Sterbender*. Der Hospizverlag.

Köster, R. & Schmucker, M. (2020). *IRRT zur Behandlung anhaltender Trauer. Imagery Rescripting & Reprocessing Therapy in der Praxis* (2. Aufl.). Klett-Cotta.

Kriz, J. (2023). *Grundkonzepte der Psychotherapie* (8. Auflage). Beltz.

Kuhl, J. (2005). *Spirituelle Intelligenz. Glaube zwischen Ich und Selbst* (2. Aufl.). Herder.

Kuhl, J. (2007). Psychologie des Selbstseins. In J. Kuhl & A. Luckner (Hrsg.), *Freies Selbstsein. Authentizität und Regression* (S. 49–81). Vandenhoeck & Ruprecht.

Kuhl, J. (2010). *Lehrbuch der Persönlichkeitspsychologie. Motivation, Emotion und Selbststeuerung.* Hogrefe.

Längle, A. (1998). *Viktor Frankl. Ein Porträt*. Piper.

Längle, A. (2011). *Erfüllte Existenz. Entwicklung, Anwendung und Konzepte der Existenzanalyse.* Facultas Universitätsverlag.

Längle, A. (2014). *Sinnvoll leben. Eine praktische Anleitung der Logotherapie* (3. Aufl.). Residenz Verlag.

Längle, A. (2021). *Existenzanalyse und Logotherapie.* Kohlhammer. https://doi.org/10.17433/978-3-17-034199-9

Längle, A. & Bürgi, D. (2014). *Existenzielles Coaching.* Facultas Universitätsverlag.

Längle, A. & Bürgi, D. (2016). *Wenn das Leben pflügt. Krise und Leid als existenzielle Herausforderung.* Vandenhoeck & Ruprecht. https://doi.org/10.13109/9783666402593

Lammers, M. (2020). *Scham und Schuld – Behandlungsmodule für den Therapiealltag.* Schattauer.

Leitlinienprogramm Onkologie der Arbeitsgemeinschaft der Wissenschaftlichen Medizinischen Fachgesellschaften e.V. (AWMF), Deutschen Krebsgesellschaft e.V. (DKG) und Deutschen Krebshilfe (DKH). (2020a). *Erweiterte S3-Leitlinie. Palliativmedizin für Patienten mit einer nicht-heilbaren Krebserkrankung. Langversion 2.2.* Verfügbar unter https://www.leitlinienprogramm-onkologie.de/fileadmin/user_upload/Downloads/Leitlinien/Palliativmedizin/Version_2/LL_Palliativmedizin_Langversion_2.2.pdf

Leitlinienprogramm Onkologie der Arbeitsgemeinschaft der Wissenschaftlichen Medizinischen Fachgesellschaften e.V. (AWMF), Deutschen Krebsgesellschaft e.V. (DKG) und Deutschen Krebshilfe (DKH). (2020b). *S3-Leitlinie für Palliativmedizin in der Onkologie.* Verfügbar unter https://www.leitlinienprogramm-onkologie.de/fileadmin/user_upload/Downloads/Leitlinien/Palliativmedizin/Version_2/LL_Palliativmedizin_2.1_Langversion.pdf

Lukas, E. (1989). *Psychologische Vorsorge. Krisenprävention und Innenweltschutz aus logotherapeutischer Sicht.* Herder.

Lukas, E. (1993). *Geborgensein – worin? Logotherapeutische Leitlinien zur Rückgewinnung des Urvertrauens.* Herder.

Lukas, E. (1994). *Rat in ratloser Zeit.* Herder.

Lukas, E. (1997a). *Urvertrauen gewinnen.* Herder.

Lukas, E. (1997b). *Sehnsucht nach Sinn. Logotherapeutische Antworten auf existenzielle Fragen.* Profil.

Lukas, E. (2014). *Lehrbuch der Logotherapie. Menschenbild und Methoden* (4. Aufl.). Profil.

Maio, G. (2017). *Mittelpunkt Mensch. Lehrbuch der Ethik in der Medizin* (2. Aufl.). Schattauer.

Martens, J. & Kuhl, J. (2009). *Die Kunst der Selbstmotivierung. Neue Erkenntnisse der Motivationsforschung praktisch nutzen* (3. Aufl.). Kohlhammer.

Marquard, R. (2007). *Ethik in der Medizin. Eine Einführung in die evangelische Soziallehre.* RPE.

Peters-Kühlinger, G. & John, F. (2014). *Soft-Skills* (3. Aufl.). Haufe.

Prouty, G., Pörtner, M. & Van Werde, D. (2011). *Prä-Therapie* (3. Aufl.). Klett-Cotta.

Raskop, H. (2005). *Die Logotherapie und Existenzanalyse Viktor Frankls. Systematisch und kritisch.* Springer.

Riedel, C. (2006). Sinnfindung wirkt sich aus, auch auf den Therapeuten. Übertragung und Gegenübertragung in der wertschätzenden Begegnung. *Existenz und Logos, 14*(13), S. 22–35.

Riedel, C. (2011). Werteorientierte Religionspädagogik. In I. Walz & C. Riedel. (Hrsg.), *Christliche Werte vermitteln – ganz konkret. Maria Magdalena. Ein handlungsorientierter Unterrichtszyklus* (S. 7–24). Brigg.

Riedel, C. (2017a). *Psychological Care am Lebensende. Psychotherapie in der Sterbe- und Trauerbegleitung.* Kohlhammer. https://doi.org/10.17433/978-3-17-029700-5

Riedel, C. (2017b). *Krisen und Interventionen. Palliative Care für Einsteiger* (Bd. 6). Der Hospizverlag.

Riedel, C. (2020). Orientierung und Ordnung. Eine psychotherapeutische Strategie bei Selbstentfremdung im letzten Leben und für den langen Atem. *Praxis Palliative Care, 48*, 31–33.

Riedel, C. (2021). Assistierter Suizid im letzten Leben und Hospizbegleitung? Ein Plädoyer für die Betroffenenperspektive im Diskurs. *Praxis Palliative Care, 50,* 60–63.

Riedel, C. (2022). Worte suchen helfen. Ignorierte Trauer – ein Impuls. *Praxis Palliative Care, 56,* 18–19.

Riedel, C. (2023). Scham hütet die Tür zum Selbst. Zur Psychologie einer elementaren Emotion. *Praxis Palliative Care, 59*, 28–30.

Riedel, C., Deckart, R. & Noyon, A. (2015). *Existenzanalyse und Logotherapie. Ein Handbuch für Studium und Praxis.* Wissenschaftliche Buchgesellschaft.

Rosa, H. (2019). *Unverfügbarkeit* (2. Aufl.). Residenz Verlag.

Schuchter, P., Fink, M., Gronemeyer, R. & Heller, A. (2018). *Die Kunst der Begleitung. Was die Gesellschaft von der ehrenamtlichen Hospizarbeit wissen sollte.* Der Hospizverlag.

Schneider, W. (2016). Wissenschaft und Praxis. Zum Verhältnis von zwei „ungleichen Geschwistern". *Die Hospizzeitschrift, 18*(70), 6–14.

Schnell, T. (2020). *Psychologie des Lebenssinns* (2. Aufl.). Springer. https://doi.org/10.1007/978-3-662-61120-3

Schöne-Seifert, B. (2020). *Beim Sterben helfen – dürfen wir das?*. Metzler. https://doi.org/10.1007/978-3-476-05654-2

Trachsel, M. & Maercker, A. (2016). *Lebensende, Sterben und Tod.* Hogrefe. https://doi.org/10.1026/02677-000

Tugendhat, E. (2010). *Anthropologie statt Metaphysik*. Beck.

Weihrauch, B., Hardinghaus, W., Müller, D. & Klie, T. (2016). Wissenschaft im hospizlichen Alltag – ein Gespräch. *Die Hospizzeitschrift, 18*(70), 40–44.

Yalom, I. (2010). *In die Sonne schauen. Wie man die Angst vor dem Tod überwindet* (7. Aufl.). BtB.

Zsok, O. (2016). *Der weiter wirkende Wille zum Sinn. Eine kurze Geschichte der Deutschen Gesellschaft für Logotherapie und Existenzanalyse (1982–2015).* Psychosozial-Verlag. https://doi.org/10.30820/9783837972153

Weiterführende Literatur

Längle, A. (2016). *Existenzanalyse. Existenzielle Zugänge zur Psychotherapie*. Facultas Universitätsverlag.

Scheler, M. (1995). *Die Stellung des Menschen im Kosmos* (13. Aufl.). Bouvier.

Über den Autor

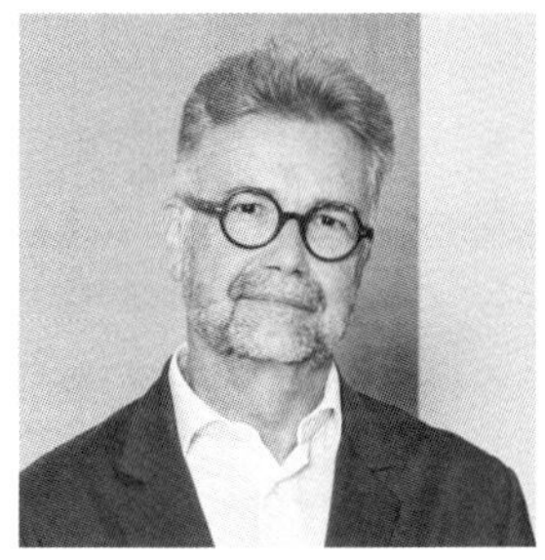

Dr. phil. Dipl. Theol. Christoph Riedel, M.A., arbeitete neben seiner Praxis (Heilpraktiker für Psychotherapie, Schwerpunkt: Existenzanalyse und Logotherapie) in einem stationären Hospiz. Er war Lehrbeauftragter für Psychologie und Ethik an der Technischen Hochschule Ingolstadt und für Psychotherapie in der Palliative Care an der Evangelischen Hochschule Freiburg. Als Dozent für Logotherapie war er am Südtiroler Institut für Logotherapie und Existenzanalyse in Bozen/Italien tätig. Wissenschaftlich beschäftigt ihn der Zusammenhang von Logotherapie, Achtsamkeitspsychologie und Philosophie in der Hospizarbeit.

Hinweis zu Zusatzmaterialien

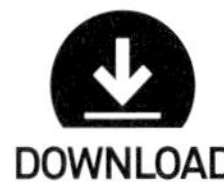

Sie können für diesen Titel kostenfrei Online-Materialien (Vorlagen für die eigene Dokumentation) über unsere Internetseite nach erfolgter Registrierung abrufen.

Nutzen Sie dazu bitte den angegebenen Link und melden Sie sich nach den dort beschriebenen Schritten an. Sie können auf die Materialien über *Mein Konto* zugreifen, indem Sie unter *Meine Zusatzmaterialien* den Code eingeben. Sie werden dann automatisch in den Downloadbereich weitergeleitet.

Link: hgf.io/download
Code: **B-IDPBFF**

Wir empfehlen Ihnen, sich die Materialien auf Ihrem Rechner zu speichern, um sie jederzeit und dauerhaft nutzen zu können.

Sachwortverzeichnis

Z